Brenke

Heilen mit Kälte
und Wärme

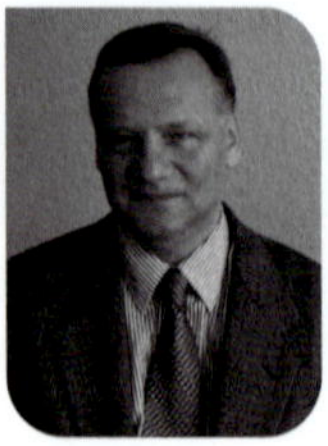

PD Dr. med. Rainer Brenke ist Facharzt für Innere und Physikalische Medizin, Dozent für Naturheilverfahren für Ärzte und Experte auf den Gebieten Hydrotherapie, Sauna und Lymphologie. Seit Jahrzehnten forscht er zur Wirkung von Wärme- und Kältetherapie, auch in seiner Funktion als beratender Arzt des Deutschen Sauna-Bundes. Dr. Brenke studierte Humanmedizin an der Humboldt-Universität zu Berlin und absolvierte die Facharztausbildung zum Internisten an der Charité Berlin. Danach war er viele Jahre als Assistenzarzt, Forschungsbeauftragter und zuletzt 1. Oberarzt in der Klinik und Poliklinik für Physikalische Medizin und Rehabilitation in der Charité tätig und habilitierte sich für das Fach. Von 1994 bis 2000 arbeitete er als Chefarzt der Abteilung Naturheilverfahren und Ärztlicher Direktor des Kreiskrankenhauses Simbach am Inn in Niederbayern, von 2000 bis 2011 hatte er die gleiche Position in der Hufeland-Klinik in Bad Ems inne. Seit 2011 bietet Dr. Brenke Weiterbildungen für Physiotherapeuten in Berlin besonders im Bereich Lymphologie an.

Dr. med. Rainer Brenke

Heilen mit Kälte und Wärme

Mit der heilsamen Kraft der Thermotherapie Schmerzen lindern und Krankheiten vorbeugen

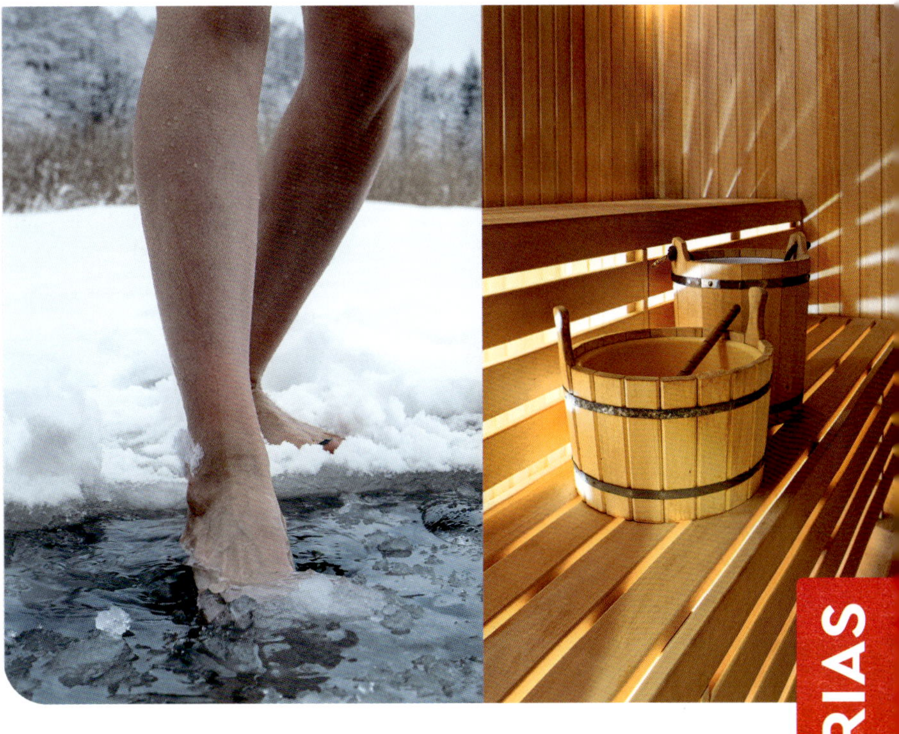

TRIAS

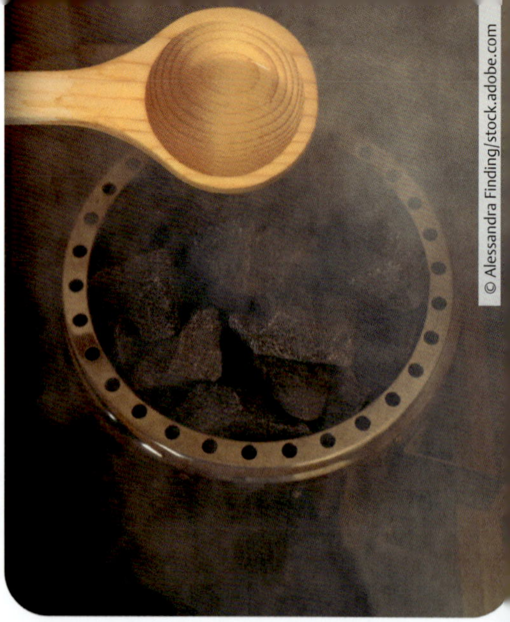
© Alessandra Finding/stock.adobe.com

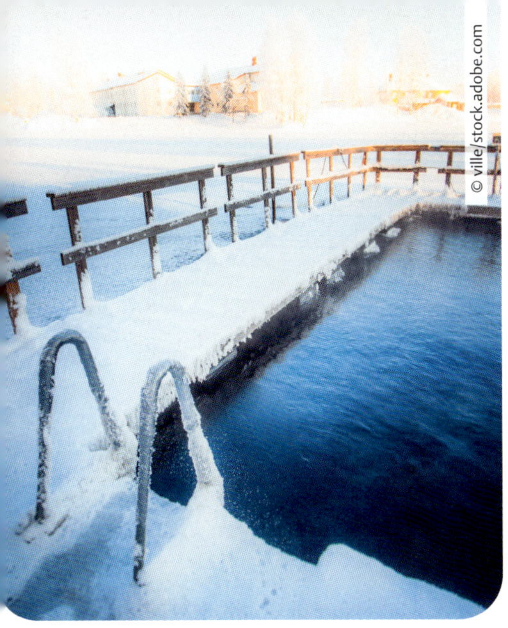

Exkurs

Gesund mit Wärme und Kälte

Naturheilverfahren erfreuen sich zunehmender Beliebtheit und werden auch mehr und mehr wissenschaftlich untersucht. Vielleicht denken Sie – wie viele andere Menschen auch – vorwiegend an Homöopathie oder außereuropäische Verfahren wie die Traditionelle Chinesische Medizin. Das ist aber nicht ganz korrekt. Auch die Themen Bewegung, Ernährung, Entspannungsverfahren und die »Mind-Body-Medizin« sind von wachsendem Interesse. Viele unserer traditionellen Verfahren und Anwendungen erfahren dagegen weniger Beachtung. Das führte zur Besinnung auf eine »Traditionelle Europäische Medizin« – mit mäßigem Erfolg. Meist stehen hier die Kräuterheilkunde, die Hildegard-Medizin oder die Klostermedizin im Vordergrund. Eine ganze Reihe von eigentlich etablierten Verfahren wie Massagen oder Wärme- und Kälteanwendungen einschließlich der Wasserheilkunde finden aber wenig Beachtung, obwohl sie zum Behandlungsspektrum der Physiotherapie gehören.

In diesem Buch möchte ich Ihnen die Wirkungen und die Praxis von vielen Wärme- und Kälteanwendungen zeigen. Viele dieser Verfahren eignen sich auch gut für die Anwendung zu Hause.

Warm- und Kaltreize sind deshalb besonders wirksam, weil die Temperaturregulation vielen anderen Regulationskreisen im Körper übergeordnet ist. Das bedeutet, dass Wärme oder Kälte oft nicht nur bei Schmerzen helfen, sondern auch unseren Kreislauf, die Durchblutung, den Stoffwechsel und die Entzündungsbereitschaft beeinflussen. Die Möglichkeiten der praktischen Anwendung von Wärme und Kälte sind weit gefächert, sie reichen von Luft, Wasser, Moor, Paraffin, Eis, Dampf und Körnerkissen bis hin zu technisch erzeugter Wärme, zum Beispiel Infrarot, Kurz- und Mikrowelle oder auch einfach nur ein Heizkissen.

Weit verbreitet ist auch die Sauna. Dabei wird aber immer mehr auf den Eventcharakter gesetzt und der Gedanke an gesundheitliche Effekte, der noch vor 50 Jahren ganz im Vordergrund stand, tritt zunehmend in den Hintergrund.

Das Thema »Hydrotherapie« füllt viele Bücher. Gerade auf dem Gebiet der »Abhärtung« durch Hydrotherapie gibt es eine Reihe neuer Erkenntnisse. Ärztliche Verordnungen auf diesem Gebiet sind jedoch selten geworden, was an den Reglementierungen für Ärzte und Ärztinnen, aber auch an fehlenden Angeboten liegt. Sie können aber viele dieser Methoden auch in Eigenregie anwenden, was allerdings ohne entsprechende Anleitung nicht immer ganz einfach ist. Deshalb gebe ich Ihnen in diesem Buch wichtige Informationen über die Möglichkeiten von Wärme und Kälte zum Erhalt oder zur Wiedererlangung Ihrer Gesundheit. Ob im Einzelfall eher Wärme oder Kälte hilfreich ist, ist nicht immer sicher. Es gibt aber Grundregeln, wonach Kälte mehr bei akuten Prozessen hilft, Wärme dagegen mehr bei chronischen. Bei der Entscheidung hilft im Einzelfall auch eine Probebehandlung.

Die in diesem Buch beschriebenen Anwendungen sollen in erster Linie als Anregung zur Auswahl der für Sie selbst geeigneten Methode dienen. Um den Umfang dieses Ratgebers nicht zu sprengen, erfolgte eine Beschränkung auf die häufigsten Erkrankungen und auf die wichtigsten Methoden sowie die Darstellung der jeweiligen Prinzipien ihrer Anwendung. In einigen Fällen wird es sinnvoll sein, sich über den konkreten praktischen Ablauf in einer physiotherapeutischen oder naturheilkundlichen Praxis kundig zu machen. Natürlich sollten Sie bei stärkeren Beschwerden oder einem Nichtansprechen der Maßnahmen zeitnah ärztlichen Rat einholen.

Viele neue Erkenntnisse bei der Lektüre und gute Besserung wünscht Ihnen

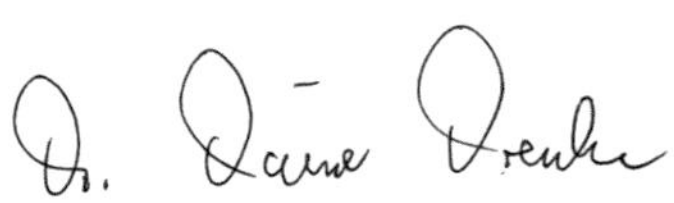

Wobei helfen Wärme und Kälte?

Durch die Anwendung von Wärme und Kälte können Sie häufig Beschwerden lindern, die Heilung beschleunigen und zusätzliche Schäden durch zu intensive medizinische Maßnahmen vermeiden. Bei anhaltenden oder stärkeren Beschwerden sollten Sie aber unbedingt ärztlichen Rat einholen.

Beschwerden	Maßnahmen
Muskelschmerzen, Wirbelsäulen- und Gelenkbeschwerden	akut: Eisabreibungen oder auch Wärme chronisch: Wärmeanwendungen wie Infrarot (Seite 55), Wärmflasche (Seite 51), warme Bäder (Seite 43), Sauna (Seite 83), bei Physiotherapeuten zur Tiefenerwärmung, z. B. auch Kurzwelle (Seite 61)
rheumatische Entzündungen	akuter Schub: Eiswürfelmassage, kalte Teilbäder (Seite 42), Handgymnastik, z. B. in kalten Erbsen (Seite 53), Kältekammer (Seite 116) chronisch: Oberflächen- oder Tiefenwärme, Sauna (Seite 83), warme Bäder (besonders Bewegungsbad), Paraffinbäder in der Physiotherapiepraxis, Kältekammer (Seite 116)
Fibromyalgie	Ganzkörperüberwärmungen mit Infrarot (Seite 55) oder Sauna (Seite 87)
Sehnenscheidenentzündung	örtlich Wärme, z. B. mit Infrarot (Seite 55)
Magenbeschwerden	heiße Bauchkompressen (Seite 41), warmer Tee
Gallen- oder Nierenkoliken	warme Auflagen oder Wickel, z. B. Ingwerwickel (Seite 41), heiße Rolle im Lendenwirbelsäulen- und Kreuzbeinbereich (Seite 30)
Reizdarm	Bauchwickel (Seite 40), anfangs warm, später kalt, z. B. nach der Sauna
Regelschmerzen	Tiefenerwärmung, z. B. mit Kurzwelle für den Unterbauch (Physiotherapie-Praxis Seite 61), sonst Kartoffelwickel (Seite 41), Wärmflasche (Seite 51), heiße Rolle im Lendenwirbelsäulen-Kreuzbeinbereich (Seite 30)

Beschwerden	Maßnahmen
Durchblutungsstörungen an den Beinen	im Frühstadium wechselwarme Bäder (Seite 43), Wassertreten (Seite 35), kalte Güsse (Seite 36), Sauna (Seite 89) im fortgeschrittenen Stadium: warme Unterschenkelbäder nur an der gesunden Seite (Seite 43), Kohlensäurebäder unter Aufsicht (Seite 45)
Krampfadern	Wassertreten (Seite 35), kalte Güsse (Seite 36), danach Kompression und Bewegung
Durchblutungsstörungen am Herzen	im Anfall ansteigende Armbäder (Seite 43), sonst bei ausreichender Belastbarkeit Sauna (Seite 78)
hoher Blutdruck	ansteigende Armbäder (Seite 43), langfristig bei ausreichender Belastbarkeit Sauna ohne Tauchbecken (Seite 78), Kohlensäurebäder unter Aufsicht (Seite 45)
niedriger Blutdruck	Kaltreize, z. B. Wassertreten (Seite 35), kalte Armbäder (Seite 42), Sauna mit Betonung der Abkühlung (Seite 78)
Zahnschmerzen	bei Schwellungen: kalte Kompresse (Seite 41), sonst Wärme
Kopfschmerzen	je nach Ursache: Wärme im Halswirbelsäulen-Bereich, Sauna (kann Migräne evtl. verschlechtern, Seite 88)
Nasennebenhöhlenentzündungen	warme Auflagen im Bereich der Kieferhöhlen, z. B. Meerrettichauflage (Seite 42), Kurzwelle beim Physiotherapeuten (Seite 61)
Ohrenschmerzen	Wärme, z. B. Infrarot (Seite 55)
Bronchitis	warmer Zwiebelwickel (Seite 39), kalte Brustwickel, ggf. mit Zusatz ätherischer Öle (Seite 40)
Fieber bei Infekten	bei ansteigendem Fieber (Schüttelfrost, Frieren): Wärmezufuhr mit warmen Getränken, warme Fußbäder (Seite 43), warmes Bett bei anhaltend hoher Temperatur: kalte Wadenwickel (Seite 39), evtl. Eispackungen in der Leiste, generell viel trinken
Infektanfälligkeit	Sauna zur Vorbeugung (Seite 75), Wassertreten (Seite 35), kalte Güsse (Seite 36)
Insektenstich	Sofortmaßnahme: Hitzestift zum Denaturieren der Eiweiße des Insektengiftes, warmer Zwiebelwickel (Seite 39) sonst: Kühlen mit kalter Kompresse (Seite 41), Eis
Schuppenflechte	Sauna (wenn Ausprägung nicht zu stark, Seite 89)
Verbrennungen	unmittelbar Kühlen unter fließend kaltem Wasser

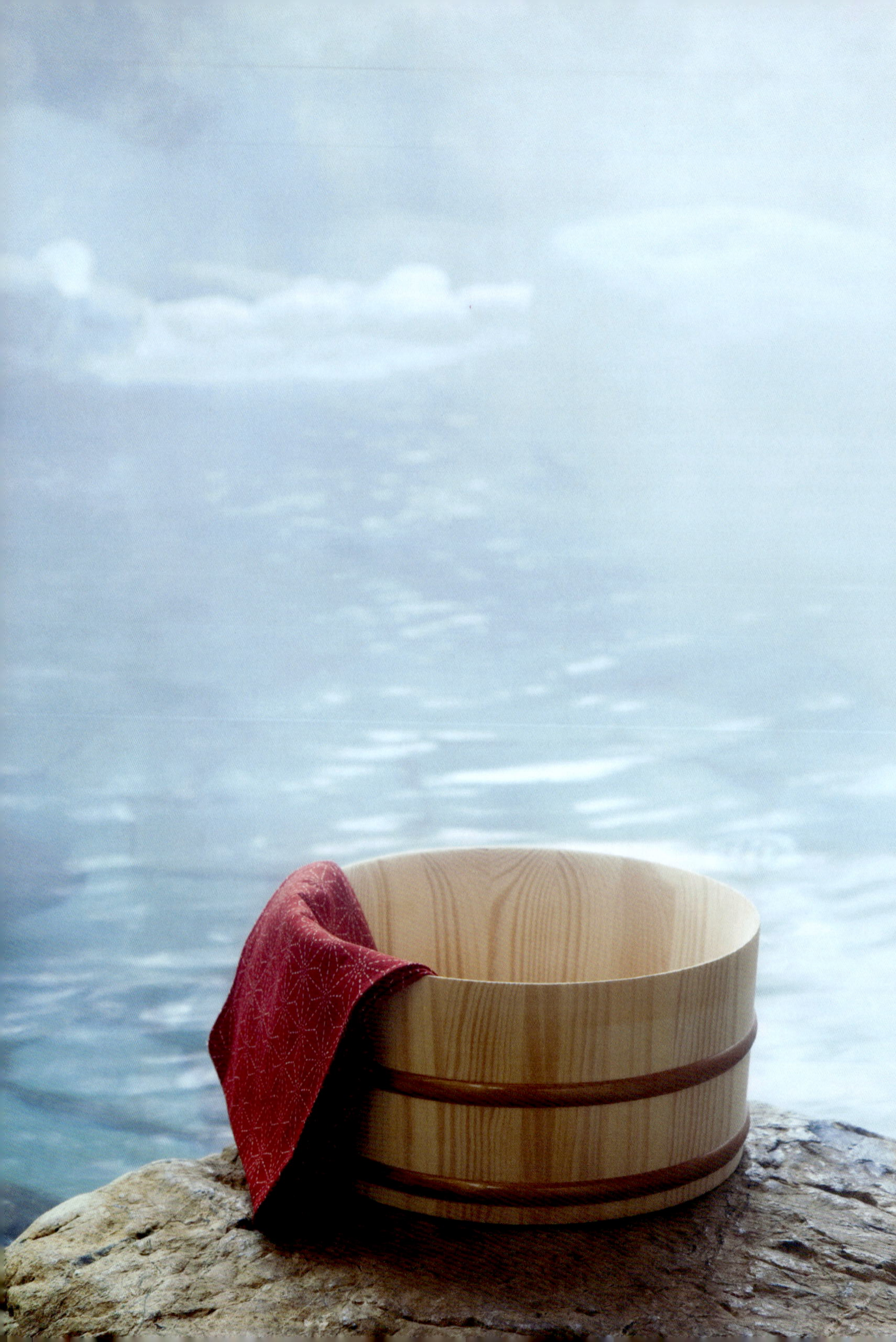

Wärme und Kälte als Heilmittel

Wärme und Kälte haben unterschiedliche Wirkungen auf unseren Körper. Dieses Hintergrundwissen ist wichtig für ihren erfolgreichen Einsatz als Heilmittel.

Wissenswertes über die Hydrotherapie

Kaltes oder warmes Wasser zu Heilzwecken ist schon seit der Antike bekannt. Durch technische Neuentwicklungen haben sich die Einsatzmöglichkeiten vervielfacht.

Hydrotherapie ist die Anwendung von Wasser als Wärme- bzw. Kälteträger zu Heilzwecken. Da Wärme und Kälte nicht immer an Wasser gebunden sein müssen, wird in der Medizin oft auch der Sammelbegriff »Hydro- und Thermotherapie« benutzt. Wasser kann je nach Temperatur fest, flüssig oder dampfförmig sein. Wasser in fester Form (Eis) wird Kryotherapie genannt, flüssiges Wasser kommt bei Bädern, Güssen, Wickeln, Auflagen und Ähnlichem zum Einsatz. Wasser in dampfförmiger Form begegnet uns zum Beispiel beim Kopfdampfbad oder in Kurorten als Dampfstrahl, vorwiegend zur Behandlung akuter Rückenschmerzen.

Als Hausmittel können Wärme und Kälte zwar auch bei akuten Erkrankungen angewandt werden, die Domäne der Hydrotherapie sind aber die chronischen Leiden. Hier werden die Reize kurmäßig als sogenannte Reizserie angewandt. Langfristig lösen sie erwünschte Anpassungsprozesse im Körper aus.

In der heutigen Zeit werden besonders aktive Maßnahmen wie sportliche Betätigung, Krankengymnastik und Trainingstherapie propagiert und zur Vorbeugung und Heilung bei unterschiedlichen Krankheiten empfohlen. Wärme- und Kälteanwendungen und damit die Hydrotherapie gehören wie zum Beispiel auch Massagen zu den passiven Maßnahmen. Vermutlich ist das mit ein Grund dafür, dass sie wie viele andere passive Maßnahmen aus dem Bereich der Physiotherapie zu Unrecht eine geringere Wertschätzung erfahren.

Dabei wird verkannt, dass Wärme und Kälte tiefgreifende Wirkungen auf viele Funktionskreise haben, nicht nur auf die unmittelbar betroffene Thermoregulation. Diese hat zum Beispiel Vorrang gegenüber der Herz-Kreislauf-Regulation. Die Körperkerntemperatur hat nur eine geringe Schwankungsbreite und ihre Konstanthaltung ist offenbar von höherer Priorität als zum Beispiel ein gleichbleibender Blutdruck. Hydrotherapeutische Reize beeinflussen daher auch das Herz-Kreislauf-System, den Stoffwechsel, das Immunsystem und andere Organsysteme. Außerdem schaffen die »passiven Anwendungen« wie die Hydrotherapie durch die häufig mit ihnen verbundene Schmerzlinderung und bessere Beweglichkeit oft erst die Voraussetzung für den Einsatz »aktiver« Therapien.

Hinzu kommt ein eher psychologischer Aspekt, der erklärt, weshalb uns besonders das warme Wasser so angenehm ist. Das Leben ist aus dem Wasser entstanden; auch der Mensch verbringt die erste Zeit seines Lebens geschützt und geborgen im Fruchtwasser der Gebärmutter seiner Mutter. Das ist sicher auch ein Grund dafür, dass in vielen Fällen besonders warmes Wasser das Gefühl der Geborgenheit, der Ruhe und des Schutzes vermittelt. 37 °C warme Bäder können zum Beispiel Ängstlichkeit und Schmerzen während der Wehen schwangerer Frauen deutlich reduzieren.[1] Vielleicht erklärt das auch die zeitweise große Beliebtheit von Entbindungen im Wasserbecken.

Noch länger als die Anwendung von warmem Wasser zu Heilzwecken werden Kaltreize empfohlen. Das mag auch damit zusammenhängen, dass es in früheren Zeiten nicht immer einfach war, warmes Wasser in ausreichender Menge zur Verfügung zu haben. Warme Quellen sind zum Beispiel seltener als natürlich vorkommendes kaltes Wasser.

Im Altertum wurden von Hippokrates, Celsus und Galen kalte Getränke zur Behandlung von Fieber empfohlen; Eis wurde zur Therapie von Entzündungen und Blutungen verwandt.

Spektakulär erscheinen erste Amputationen mit Eisanwendungen zur Senkung der Schmerzempfindlichkeit in der Mitte des 18. Jahrhunderts. Der leitende Militärarzt unter Napoleon, Larrey, beschrieb fast schmerzfreie Amputationen in einem der Kriege von 1807 bei Temperaturen von kälter als –10 °C (Schlacht von Preußisch-Eylau). Weite Verbreitung fand diese Methode der Schmerzausschaltung aber erst Ende des 19. Jahrhunderts, als es technisch möglich war, Kälte künstlich zu erzeugen.

Reportagen und Berichte über das Eisbaden

In den letzten Jahrzehnten hat sich eine extreme Sportart etabliert – das Eisbaden oder Winterschwimmen, also das Baden in einem natürlichen Gewässer bei winterlichen Temperaturen.

Die Entwicklung des heute betriebenen Sports verlief in der letzten Zeit in den einzelnen Ländern unterschiedlich. Mancherorts hat sich das Eisbaden aus dem Rettungsschwimmen heraus entwickelt, was erklärt, warum das Abschwimmen vorgegebener Strecken oder bestimmte Aufenthaltszeiten im Wasser angestrebt werden. An anderen Orten wie im Osten von Deutschland stand der Gedanke an Freizeit und Abhärtung im Vordergrund und die Aufenthaltsdauer im Wasser richtet sich nur nach dem eigenen Wohlbefinden. Dieses Vorgehen ist wesentlich ungefährlicher und daher zu begrüßen.

Reportagen über das Eisbaden und andere extreme Aktionen in Kälte sind zu bestimmten Jahreszeiten auch im Fernsehen sehr beliebt. So berichtete »arte« 2023 über den russischen Abenteurer Fedor Konyukhov, der zwei Wochen auf einer driftenden Eisscholle am Nordpol zubrachte und Bilder malte. Er wurde von dem russischen Eisbrecher »50 Jahre Sieg« dorthin gebracht und wieder abgeholt. Für Touristinnen und Touristen des Eisbrechers gehört Eisbaden am Nordpol zum Programm – allerdings geschieht das in Schutzanzügen. Wachposten bewachen dabei das Geschehen, da eine Gefahr von hungrigen Eisbären ausgeht.[2]

Die Finnin Elina Mäkinen

Ebenfalls 2023 brachte »arte« einen Bericht über das Baden im Eiswasser – nun aber ohne Schutzanzug. Dabei wurde über die junge Elina Mäkinen aus Kuusamo in Finnland berichtet, die das Eisbaden täglich für mehrere Minuten (jedoch nicht länger als 10 Minuten) betreibt. Schon als Kind begann sie mit diesem Sport. In dem Bericht ist zu sehen, dass sie sich zunächst im zugefrorenen Wasser auf Spitzbergen ein Loch in die dicke Eisdecke bohrte und sägte. Bei anderen Versuchen war das Loch groß genug, um darin zu schwimmen. Die Lufttemperatur betrug –20 °C, bei einem Versuch auch –30 °C, die Wassertemperatur 0 °C. Als problematisch schätzte die junge Frau besonders die Gefahr von Erfrierungen beim Aussteigen aus dem Wasser ein. Sie hatte eine Decke und Filzstiefel am Rand des Eislochs platziert, um den Kontakt mit dem Eis kurz zu halten und nicht am Eis festzufrieren.

Auch sonst birgt das Schwimmen bei derartigen Temperaturen nach Meinung von Experten in der Dokumentation Risiken. Kälteexposition belastet das Herz und kann die Bronchien verengen. Die Blutgefäße der Haut stellen sich ebenfalls eng. Blutdruck und Puls steigen kurzfristig an, Herzrhythmusstörungen könnten ausgelöst werden. Die Eisschwimmerin Elina meint, dass sie in einem größeren Becken länger aushalten würde, da sie dort schneller schwimmen und mehr Wärme produzieren könne. Das Aufwärmen nach dem Bad sollte langsam erfolgen, damit der Kreislauf nicht überfordert wird. Oft benutzt sie dazu die Sauna. Die folgende Aussage der Sportlerin ist bemerkenswert: »Winter und Kälte sind für mich sehr wichtig. Kälte ist mein Allheilmittel. Sie tut meiner Seele gut und hilft gegen den Stress. Sie lindert Verspannungen im Körper und kurbelt den Kreislauf an. Außerdem kann ich jeden Tag in einem anderen Eisloch schwimmen, in einer anderen Umgebung sein. Das ist Teil des Vergnügens.« Nach dem Eisbad besteht in der Regel ein bis zu einer Stunde anhaltendes Muskelzittern. 15 Minuten Zittern sollen übrigens so effektiv sein wie eine Stunde Training im Fitnessstudio.

Die Extremsportlerin versuchte sich auch daran, als erste Finnin die »Eismeile« vor Spitzbergen zu schwimmen, was rund 30 Minuten Schwimmen bei extremer Kälte bedeuten würde. Das erfordert hohe körperliche Leistungsfähigkeit und Kälteresistenz. Elina reagiert weniger stark beim Kontakt mit kaltem Wasser als ein Ungewohnter, ihr Risiko sieht sie vielmehr in der 2. Phase, beim Abkühlen der Muskeln und Nerven, was die Leistungsfähigkeit reduziert. Das lässt sich nicht trainieren, kalte Nerven funktionieren ebenso wie ausgekühlte Muskeln nicht mehr. Einen Schutz könnte mehr Körperfett bieten, ebenso ein Neopren-Anzug oder das Auftragen von Fett wie Lanolin (Fett aus der Schafswolle). Die Abkühlung der Extremitäten kann gravierender sein als eine Hypothermie (Abfall der Körpertemperatur auf unter 35–36 °C), weil bei Abkühlung der oberflächlichen Muskeln und Nerven die Fähigkeit zum Schwimmen noch vor Einsetzen der Hypothermie verloren gehen kann. Die Funktionsfähigkeit von Nerven und Muskeln nimmt bereits bei leichtem Auskühlen ab. Den Versuch, die Eismeile auf Spitzbergen abzuschwimmen – was prinzipiell lebensbedrohlich sein kann –, hat Elina abgebrochen.

In Oulu in Finnland gibt es ein Labor für Thermophysiologie des finnischen Instituts für Arbeitsmedizin. Hier wurde die Sportlerin Elina daraufhin untersucht, wie sich die Kälte auf ihre Leistungsfähigkeit auswirkt. So wurden zum Beispiel die maximale Druckkraft der Hand sowie motorische Fähigkeiten und intellektuelle Leistungsfähigkeit wie sprachlogisches Denken vor und nach Kälteexposition gemessen. Außerdem wurde unter ärztlicher Überwachung getestet, wie lange sie unter Laborbedingungen in einem Eiswasserbecken aushalten kann. Nach 45 Minuten Eisbad wurde der Versuch abgebrochen, die Körperkerntemperatur war auf 35 °C gesunken. Unter 35 °C würde man von einer Hypothermie sprechen, erkennbar an geistiger Beeinträchtigung und starkem Muskelzittern. Unter 30 °C kann es zur Bewusstlosigkeit kommen, die Muskeln versteifen bei noch weiterem Abfall der Temperatur. Unter 25 °C setzen die Herztätigkeit und die Atmung aus. Die Sauerstoffaufnahme lag bei der untersuchten Sportlerin fast beim Maximum des Möglichen. Es bestand ein deutliches Kältezittern. Das Muskelzittern kann die Wärmeproduktion auf das Drei- bis Zehnfache steigern. Nach Aufbrauchen aller Nährstoffe, zum Beispiel des in den Muskeln gespeicherten Glycogens, nimmt das Zittern ab, dafür steigt dann die Auskühlung. Die Hypothermie nimmt ihren Lauf. [3]

Der »Eismann« aus Holland – ein Sonderfall

Populär ist in den letzten Jahren der Holländer Wim Hof geworden, der die Anwendung von Kälte in besonders extremer Weise praktiziert.[4] So saß er zwei Stunden in einem Eisbad, bestieg in Shorts und Turnschuhen den Kilimandscharo und lief in arktischen Eisfeldern bei –20 °C barfuß einen Halbmarathon. Dabei wurden zahlreiche wissenschaftliche Untersuchungen vorgenommen, die zwar Hinweise auf ein starkes Immunsystem lieferten, aber nicht wirklich die besonderen Fähigkeiten dieses Holländers erklären konnten. Wim Hof selbst führt seine Fähigkeiten auf die »Kraft der Kälte« sowie auf bewusstes Atmen und Mentaltraining zurück.

Seit längerem bietet er auch Seminare für Interessierte an. Dabei vertritt er die Auffassung, dass jeder von uns Unmögliches leisten und Selbstheilungskräfte anregen könne. Dabei solle es möglich sein, innerhalb von Tagen den Gesundheitszustand entscheidend zu verbessern, das Immunsystem und die Stresstoleranz zu stärken und den Schlaf zu verbessern. Sowohl die körperliche als auch die mentale Leistungsfähigkeit könne gesteigert werden.

Die Leistungen von Wim Hof erscheinen zwar real und nicht getrickst zu sein, vor Verallgemeinerungen muss aber gewarnt werden. Physikalische und biologische Gesetze lassen sich nicht so einfach aushebeln. Versucht der Normalbürger, Ähnliches zu realisieren, so sind Erfrierungen und andere Körperschäden doch recht wahrscheinlich.

Die Beispiele aus Finnland und Holland zeigen, dass heute bei intensiven Kälteanwendungen nicht nur körperliche, sondern zunehmend auch psychologische Effekte Interesse finden.

Wie wirken Wärme und Kälte?

Unser Körper hat viele Möglichkeiten, sich an Wärme und Kälte anzupassen. Dabei spielen auch Essen und Trinken sowie angemessene Kleidung eine Rolle.

Vielleicht steht für Sie bei der Lektüre dieses Buches die praktische Anwendung von Wärme und Kälte im Vordergrund, aber möglicherweise hinterfragen Sie hin und wieder auch den Sinn und die Wirkung von therapeutischen Maßnahmen. Daher möchte ich die Wirkungsweise von Wärme und Kälte auf unseren Körper etwas näher beleuchten.

Wirkungen von Wärme und Kälte

Wärme und Kälte wirken in verschiedener Weise auf unseren Körper. Das sollten Sie bei der Anwendung zu Heilzwecken unbedingt berücksichtigen.

Erwünschte Wirkungen von Wärme:

- Steigerung der Durchblutung, Anregung des Stoffwechsels
- Stimulation von Enzymen
- Anregung örtlicher Abwehrmechanismen
- Dämpfung des Schmerzempfindens
- erhöhte Dehnbarkeit von Bindegewebe (zum Beispiel Gelenkkapseln)
- Verminderung der Muskelspannung

Unerwünschte Wirkungen von Wärme:

- vermehrte Neigung zu Schwellungen (zum Beispiel können sich Lymphödeme verschlechtern)
- Blutungsneigung (durch Weitstellung der Blutgefäße)
- gesteigerte Aktivität von Enzymen, die das Bindegewebe angreifen
- Förderung von Entzündungen

Beim Einwirken von Kälte sind manche Effekte zwar ähnlich wie unter Wärmeeinfluss, es gibt jedoch auch Unterschiede.

Erwünschte Wirkungen von Kälte:

- Senkung der Aktivität der Schmerzrezeptoren und damit Schmerzlinderung
- Wirkung gegen Entzündungen
- je nach Ausgangslage Senkung der Muskelspannung
- geringere Neigung zu Schwellungen und Ödemen
- Senkung der Blutungsbereitschaft
- Fiebersenkung

Unerwünschte Wirkungen von Kälte:

- Störungen der Durchblutung und damit schlechtere Versorgung des Gewebes mit Sauerstoff und Nährstoffen
- Steifigkeit der Muskulatur besonders bei langanhaltender Einwirkung
- zäherer Zustand der Gelenkflüssigkeit
- Vermittlung ungünstiger Fernwirkungen über das Nervensystem, zum Beispiel Verengung der Herzkranzgefäße[5]

Wie regelt unser Körper die Temperatur?

Der Mensch gilt als gleichwarmes (»homoiothermes«) Lebewesen. Das bedeutet, dass er seine Körperkerntemperatur im Gegensatz zu wechselwarmen Tieren unabhängig von Außentemperaturen und körperlichen Belastungen in weitem Umfang konstant halten kann. Das betrifft aber nur den Körperkern, also das Innere von Rumpf und Schädel, nach manchen Physiologen auch nur den Schädel. Die äußeren Teile und Schichten wie Arme, Beine, Haut usw. – die »Körperschale« – sind dagegen wechselwarm. Sie sind also von der Außentemperatur und der Wärmeproduktion im Körper, zum Beispiel durch Muskelaktivität, abhängig und dienen auch als Isolierschicht.

Je nach seinem Körperbau ist der Mensch nicht für jedes Klima gleichermaßen geeignet. Mit relativ dünnen und langen Armen und Beinen sowie ohne Fell ist er ohne Zweifel ein Verwandter von Tropentieren. Arktische Tiere haben selbst innerhalb der gleichen Art meist kurze Extremitäten, kleine Ohren sowie eine kurze Schnauze und ein dichtes Fell. So unterscheiden sich Polarfuchs und Wüstenfuchs deutlich voneinander. Dem entspricht auch, dass beim Menschen zwar vielfältige Anpassungsmöglichkeiten an Wärme beschrieben werden, jedoch nur wenige an Kälte. Hier spielen Kleidung und Behausung die entscheidende Rolle.

Aufrechterhaltung der Körperkerntemperatur

Um die Körperkerntemperatur konstant auf etwa 37 °C zu halten, gibt es eine Vielzahl von Regelmöglichkeiten. Bei warmen Umgebungstemperaturen erweitern sich die kleinen arteriellen Blutgefäße der Haut, die Arteriolen, und die Körperschale wird besser durchblutet. Dadurch kann der Körper Wärme abstrahlen. Noch effektiver funktioniert die Wärmeabgabe über eine Aktivierung der Schweißdrüsen durch das vegetative (vom Willen unabhängige) Nervensystem. Durch die Verdunstung des Schweißes erfolgt eine Abkühlung. Für die Temperaturregulation zuständig sind die Millionen kleinen Schweißdrüsen (»ekkrine« Schweißdrüsen), die über den ganzen Körper verteilt sind. Damit sie ausreichend funktionieren, muss eine gute Durchblutung gewährleistet sein, wofür wiederum eine ausreichende Flüssigkeitszufuhr Voraussetzung ist. Außerdem gibt es die großen, »apokrinen« Schweißdrüsen (Duftdrüsen), besonders im Axillar- und Genitalbereich.

Zum Wahrnehmen der Temperatur hat die Haut eine Vielzahl von Temperaturmeldern, die Thermorezeptoren. Dabei unterscheidet man Warm- und Kaltrezeptoren. Es gibt viel mehr Kaltrezeptoren als Warmrezeptoren. Außerdem liegen die Kaltrezeptoren oberflächlicher in der Haut und werden dadurch schneller gereizt. Ihre Dichte ist in verschiedenen Körperregionen unterschiedlich. Besonders viele Kaltrezeptoren haben das Gesicht und der Rumpf, viel weniger Hände, Füße, Arme und Beine. Daher wirken Kaltreize im Gesicht und am Körperstamm besonders intensiv, das merken Sie beim kalten Duschen. Und deshalb beginnen Sie auch mit einem kalten Guss »herzfern«. Wenn Sie nämlich mit dem kalten Guss an den Füßen beginnen, »schleicht sich« der Kaltreiz ein. Dadurch vermeiden Sie körperliche Schreckreaktionen. Kaltrezeptoren haben noch eine Besonderheit: Sie werden ab 41 °C vorübergehend wieder aktiv. Das erkennen Sie an der »Gänsehaut«, die Sie vielleicht vorübergehend beim Betreten der Sauna oder einem heißen Bad haben und die eigentlich typisch für Kälte ist. Auch im Körperinneren gibt es, wenn auch weniger, Thermorezeptoren.

Die genaue Funktion der Thermorezeptoren ist noch nicht restlos geklärt. Sicher ist, dass sogenannte TRP-Kanäle (transient receptor potential channels) für Sinneswahrnehmungen und damit auch für Wärme und Kälte eine entscheidende Rolle spielen. Es handelt sich dabei um Ionenkanäle, die Ionen durchlassen oder ihnen den Weg versperren. Für ihre Entdeckung erhielten der US-amerikanische Forscher David Julius und sein Kollege aus dem Libanon Ardem Patapoutian 2021 den Medizin-Nobelpreis.[6]

Unter dem Einfluss von Kälte stellen sich die Blutgefäße der Haut eng, es wird weniger Wärme abgegeben. Die bereits genannte Gänsehaut belegt unsere Abstammung aus dem Tierreich. Bei vielen Tieren dient sie dem Aufrichten der Fellhaare, also dem »Aufplustern«, was die Isolationswirkung des Fells verstärkt und damit besser vor Kälte schützt. Gleichzeitig wird unter Kälteeinfluss unsere Muskulatur aktiviert – das einsetzende Kältezittern produziert Wärme. Zusätz-

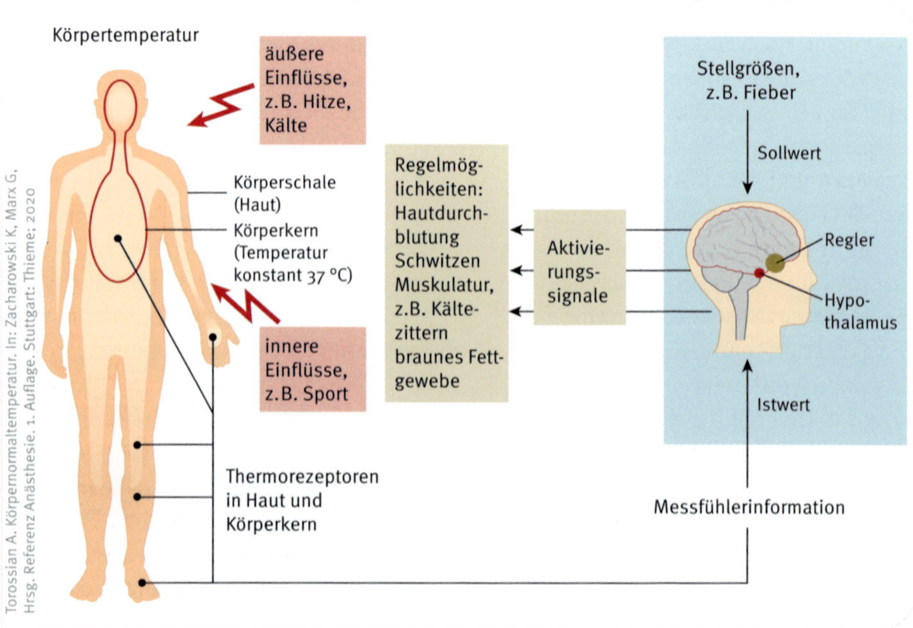

Die Temperaturregulation des Menschen als Regelkreis. Die geregelte Größe ist die Körperkerntemperatur.

lich gibt es eine »chemische« Wärmeproduktion, bei der der Stoffwechsel angekurbelt und das sogenannte »braune Fettgewebe« aktiviert werden.

Hyperthermie und Fieber

Eine erhöhte Körperkerntemperatur, die durch Einwirkung von außen, zum Beispiel durch heißes Klima oder in der Sauna, hervorgerufen wird, bezeichnet man als Hyperthermie. Der Sollwert der Körperkerntemperatur ist dabei unverändert. Der Körper versucht, durch Schwitzen und gute Hautdurchblutung die Wärme wieder abzugeben.

Bei Fieber ist dagegen zum Beispiel durch Einwirkung von Bakterien oder Viren der Sollwert im Gehirn (speziell im Hypothalamus) verstellt; der Körper versucht alles, um diese erhöhte Temperatur zu erreichen. Ab einer Körperkerntemperatur von 38,2 °C spricht man von Fieber. Erkennbar ist das zum Beispiel am anfänglichen Muskelzittern zur Wärmeproduktion. Nach Erreichen des erhöhten Sollwertes hört das Muskelzittern auf, die Wärme wird wieder abgegeben, was man an der heißen Haut und am Schwitzen merkt. Fieber belastet zwar den Körper erheblich, gilt aber auch als Abwehrreaktion, zum Beispiel gegen Mikroorganismen, die bei höheren Temperaturen schlechter überleben. Außerdem produziert der Körper bei Fieber Abwehrstoffe. Bei der früher üblichen, nicht ganz ungefährlichen Fiebertherapie wurden den Betroffenen Stoffwechselprodukte von Bakterien gespritzt, auf die sie mit Fieber reagierten.

Schon vor weit über 100 Jahren gab es einen Gelehrtenstreit über die Behandlung des Fiebers. Während der eine sinngemäß die Meinung vertrat, die Krankheit verbrenne im Feuer des Fiebers, warnte der andere, man müsse aufpassen, dass dabei nicht das ganze Haus abbrenne.

Hyperthermie und Fieber wirken unterschiedlich, deshalb sollte man die Begriffe nicht synonym verwenden.

Egal, ob Hyperthermie oder Fieber, ab etwa 41 bis 42 °C wird es für den Körper gefährlich, weil sich dann Eiweiße verklumpen (»denaturieren«). Hohes Fieber sollte daher behandelt werden. Medikamentös kann man versuchen, den erhöhten Sollwert zu senken. Kälte (Wadenwickel, Seite 39, Eispackungen in der Leiste) fördert die Abgabe von Wärme, sollte aber in der richtigen Fieberphase (nicht bei ansteigender Temperatur und Schüttelfrost) angewandt werden. In der Phase des ansteigenden Fiebers kann man versuchen, den Prozess durch Zufuhr von Wärme in Form heißer Getränke und warmer Decken zu unterstützen und abzukürzen.

Unter einer Hypothermie versteht man dagegen eine abgesenkte Körperkerntemperatur, meist durch Kälte von außen (»Erfrieren« im kalten Winter). Unter 28 °C Körperkerntemperatur ist ein Überleben praktisch ausgeschlossen. Zum Tod kann es aber auch schon bei noch deutlich höheren Körpertemperaturen kommen, weil Nerven und Muskeln nicht mehr funktionieren und man dann ggf. im Wasser ertrinkt. Wichtig ist auch, einen aus der Kälte geborgenen Menschen nur langsam aufzuwärmen und Bewegungen weitgehend zu vermeiden, weil sonst unterkühltes Blut, zum Beispiel aus dem Beinen, in den Körperkern gepumpt wird und dort fatale Herzrhythmusstörungen (»Bergungskollaps«) auslösen kann.

Da der Stoffwechsel und damit der Sauerstoffbedarf der Gewebe gesenkt sind, kann man eine Hypothermie auch therapeutisch anwenden, zum Beispiel bei Operationen am Herzen oder am Gehirn, weil dann mehr Zeit für Eingriffe zur Verfügung steht.

Temperaturregulation und Wasserhaushalt

Der Wärmehaushalt des Menschen ist eng mit der Kreislaufregulation und dem Wasserhaushalt verbunden. Dabei kann man den Blutkreislauf als ein Stellglied der Temperaturregulation ansehen.
Die Funktion des Kreislaufsystems ist eng an den Wasserhaushalt gekoppelt.

Entscheidend für die Wärmeabgabe und das Schwitzen ist eine gute Durchblutung der Haut, wofür wiederum eine ausreichende Füllung des Blutgefäßsystems und damit ein ausgeglichener Wasserhaushalt Voraussetzung ist.

Wasseraufnahme und -produktion pro Tag:

- Trinken: etwa 1,5 Liter, bei starkem Schwitzen bis zu 10 Liter
- Wasser aus fester Nahrung: rund 0,7 Liter
- Wasser aus dem Stoffwechsel im Körper: 0,2–0,5 Liter
- Außerdem kann Flüssigkeit zum Beispiel über Infusionen zugeführt werden.

Wasserabgabe pro Tag:

- rund 1,5 Liter je nach Trinken und Schwitzen; Ausscheidung über die Nieren, also den Harn
- etwa 0,5 Liter über die Atmung (abhängig u. a. von der Luftfeuchtigkeit)
- 0,5–1 Liter Perspitatio insensibilis (Seite 22)
- rund 200 ml über den Schweiß (abhängig von den Umgebungsbedingungen auch deutlich mehr, nämlich bis zu 10 Liter)
- etwa 0,1 Liter über den Stuhlgang

»Perspitatio insensibilis«

Eine Wasserabgabe des Körpers erfolgt nicht nur über die Nieren, den Darm und das Schwitzen. Weitgehend unabhängig von der Temperatur erfolgt auch eine ständige und unbemerkte Wasserabgabe ohne Schweißbildung über die Haut und die Schleimhaut (also die Atmung). Man nennt das die »Perspiratio insensibilis« – die unmerkliche Wasserabgabe als Gegenstück zum sichtbaren Schwitzen, der »Perspiratio sensibilis«. Die Menge des durch die Perspiratio insensibilis abgegebenen Wassers beträgt etwa 0,5 ml/Stunde pro Kilogramm Körpergewicht. Das entspricht einer Menge von 500–1000 ml pro Tag. Bei Säuglingen und Kleinkindern kommt diesem Mechanismus wegen der relativ größeren Körperoberfläche, zum Beispiel bei Fieber, aber auch in Hitze, eine besondere Bedeutung zu. Bei vollständig mit Wasserdampf gesättigter Umgebungsluft kommt die Perspiratio insensibilis zum Erliegen; bei beschleunigter Atmung oder bei Fieber ist sie erhöht.

Körperliche Aktivität bei Hitze

Grundsätzlich kann Sport unsere Gesundheit fördern, die zunehmenden Hitzeperioden lassen ihn aber mitunter zur Gefahr werden. Über 25 °C Umgebungstemperatur kann eine intensivere körperliche Belastung gefährlich werden. Insbesondere bei unzureichendem Trinken besteht die Gefahr einer Dehydratation und eines Hitzschlags. Begünstigt wird das durch einen mit dem Schwitzen verbundenen Natriumverlust, was zum Hirnödem, also einer Gehirnschwellung führen kann. Der Natriummangel hat oft eine Mitursache in der Einnahme bestimmter Psychopharmaka und verstärkt sich bei Hitze.

Sportliche Aktivitäten bei Hitze sollten in der Mittagszeit vermieden werden. Ausreichendes Trinken und eventuell ein Salz- bzw. Elektrolytersatz (lassen Sie sich ärztlich oder in der Apotheke beraten!) gehören ebenfalls dazu.

Trinken und Essen bei Hitze und Kälte

Als Folge des Klimawandels sollten auch Ernährungs- und Trinkgewohnheiten angepasst werden. Bei Hitze steigt die Hautdurchblutung als Voraussetzung für ein vermehrtes Schwitzen. Bei Umgebungstemperaturen von 27 bis 31 °C

Wärme und Kälte als Gesundheitsgefahr

Die zunehmenden Hitzeperioden führen zu mehr Hitzetoten, wobei die Lunge und das Herz-Kreislauf-System die kritischen Organe sind. Man schätzt, dass im Jahr 2022 in Deutschland bis zu 8000 Menschen an der Hitze gestorben sind.
Ganz wichtig ist die Aufklärung der Bevölkerung, wozu ausreichendes Trinken gehört. Im Einzelfall, zum Beispiel bei Menschen mit Herzmuskelschwäche, muss die Trinkmenge mit ärztlicher Rücksprache individuell angepasst werden, denn normalerweise sollen Herzkranke nur etwa 1,5 Liter am Tag trinken. Ähnliches gilt auch für Menschen mit einer Harninkontinenz, die sich oft nicht trauen, ausreichend zu trinken, wenn sie an dem Tag noch etwas vorhaben.
Zwar steht im Augenblick die gestiegene Zahl von Hitzetoten im Vordergrund des Interesses, aber es starben bisher immer noch mehr Menschen an Kälte im Winter als an Hitze im Sommer.[92] Ursachen sind nicht nur Erfrieren, sondern oft auch Lungenentzündung, Grippe, Herzinfarkt, Herzmuskelschwäche oder Schlaganfall. In Kälte verengen sich die Blutgefäße, was das Herz belastet und den Blutdruck ansteigen lässt. Die Sterblichkeit steigt schon bei relativ moderaten Temperaturen. In London haben sich über 70 Prozent der kältebedingten Todesfälle an Tagen mit mehr als 5 °C ereignet. Unter einer Lufttemperatur von 12 °C steigt auch in einem an Kälte gewohnten Land wie Finnland die Sterblichkeit. Die gesundheitlichen Probleme in Verbindung mit Kälte sind in Finnland aber seltener als in Gebieten im südlichen Europa. Dort steigt die Sterblichkeit im Zusammenhang mit einem Kälteeinbruch noch deutlicher an, da die Menschen dort nicht an Kälte gewöhnt sind. Wichtig ist es, die Extremitäten vor Erfrierungen zu schützen. Bei Menschen, die häufiger Kälte ausgesetzt sind, nehmen die Stressreaktionen ab, der Blutdruck steigt weniger an und die Wärmeproduktion nimmt zu.

beträgt die Hautdurchblutung etwa 0,5 l/min, in Wärme kann sie auf 2–4 l/min ansteigen.[7] Gleichzeitig steigt der Wasserverlust über die Haut und die Atmung von etwa 0,9 l/Tag auf mehrere Liter (bis zu 4 l/Stunde) an. Für einen sonst gesunden Menschen werden bei Hitze zwei bis drei Liter Getränke am Tag empfohlen, bei starkem Schwitzen auch deutlich mehr. Begleiterkrankungen wie ein Diabetes, Nierenerkrankungen oder eine Herzmuskelschwäche müssen dabei berücksichtigt werden. Insbesondere alte Menschen verspüren oft kein adäquates Durstgefühl und trinken dadurch zu wenig. Lebensbedrohliche Komplikationen durch den Wasserverlust (Dehydratation oder Dehydration) können die Folge sein. Bei nur geringem Durst kann es sinnvoll sein, »nach der Uhr« zu trinken.

Die richtige Kleidung bei Hitze

Eine einfache Regel besagt, dass Kleidung im Sommer luftig und leicht sein sollte, da die Wärmeabwehr vorwiegend über das Schwitzen erfolgt, was durch enge Kleidung behindert wird. Die Farbe scheint zwar auch eine Rolle zu spielen, ist aber weniger bedeutsam.[93] In vielen heißen Wüstenregionen bevorzugen Menschen dunkle, den ganzen Körper einschließlich des Kopfes verhüllende Kleidung. Sind der ganze Körper und der Kopf bedeckt, so ist das auch eine optimale Form des Sonnenschutzes. Der Kopf kann dann zudem weniger Wärme aufnehmen.

In Deutschland können Sie das verfügbare Leitungswasser fast überall bedenkenlos trinken. Sie können aber auch Mineralwasser, ungesüßten Tee oder Fruchtschorlen wählen. Ungeeignet sind Getränke mit hohem Energiegehalt und solche, die entwässernd wirken wie Limonaden, Energiedrinks und Alkohol. Die Wasseraufnahme erfolgt bei energiereichen Getränken verlangsamt, Alkohol regt die Wasserausscheidung über die Nieren an. Außerdem erweitert Alkohol zusätzlich die Blutgefäße, was mögliche Kreislaufprobleme verstärken kann.

Diskutiert wird auch die Frage, ob warme oder kalte Getränke bei Wärme besser sind. Von kalten Getränken wird gern abgeraten, da sie zur Erwärmung im Körper erst einmal Energie verbrauchen würden. Die dabei herangezogenen Theorien sind aber fragwürdig. Ist die Körperkerntemperatur nur gering erhöht, aber noch im Sollbereich, können kalte Getränke die Temperatur durchaus etwas senken. Die Gründe für das Trinken von heißem Tee in warmen Ländern dürften auch aus dem Bereich der Hygiene kommen, denn in heißen Ländern ist das Trinkwasser oft mit Keimen belastet, was durch ein Erhitzen minimiert wird.

Hinsichtlich der Ernährung ist man sich darüber einig, dass im Winter der Energiebedarf wegen der erforderlichen Wärmeproduktion höher ist. Unabhängig vom Energiegehalt sollte man im Sommer mehr leichte Speisen essen, also viel Obst, Gemüse und Salate, und auf gehaltvolle Fleischspeisen eher verzichten. Ein rationaler Grund könnte sein, dass »schwere« Speisen für die notwendige Verarbeitung eine gute Durchblutung im Magen-Darm-Trakt erfordern, weil die Umverteilung des Blutes in das Verdauungssystem zusätzlich zur in der Sommerwärme guten Hautdurchblutung den Blutdruck in unerwünschtem Maße senken und zu einer schlechteren Durchblutung des Gehirns führen könnte.

Raumtemperatur und Gesundheit

Viel wurde im Zusammenhang mit der Energiekrise über die zuträgliche und notwendige Raumtemperatur diskutiert. Dabei stehen wir im Sommer und Winter völlig unterschiedlichen Problemen gegenüber – oft zu warm im Sommer und bei der geforderten Energieeinsparung für viele zu kalt im Winter. Im Fokus stehen derzeit die Probleme beim Heizen. Allgemeine Appelle im Zusammenhang mit Energiesparen helfen empfindlichen Menschen wenig, ebenso wenig der Ratschlag, sich im Winter doch auch zu Hause wärmer anzuziehen. Zu kalte Raumtemperaturen im Wohnzimmer von zum Beispiel 19 °C oder geringer können bei sensiblen Menschen zu kalten Händen oder Füßen führen, was wiederum grippale Infekte oder Harnwegsinfekte begünstigen kann. In Arbeitsräumen hängt die optimale Temperatur von der Art der Tätigkeit ab.

Für die Verträglichkeit von Kälte spielt das Fettgewebe eine entscheidende Rolle. In unserem Körper gibt es zwei verschiedenen Arten: Das weiße Fettgewebe speichert Energie, lässt uns übergewichtig werden und gilt als ein Risikofaktor, zum Beispiel für Diabetes und Herz-Kreislauf-Erkrankungen. Dabei spielt weniger das von außen sichtbare Fett eine Rolle, sondern das innenliegende und zu Organverfettung führende Fett (beispielsweise Fettleber). Das außen liegende Fett dient auch der Isolierung. Die andere Art des Fettes ist das »gute«, braune Fettgewebe, das Energie verbraucht und Wärme spendet. Bei Kindern, aber auch bei Tieren im Winterschlaf ist der Anteil des braunen Fettgewebes relativ hoch, bei übergewichtigen Menschen dagegen gering. Maastrichter Forscher konnten in einem Experiment zeigen, dass niedrigere Raumtemperaturen das »ungesunde« Körperfett reduzierten, gleichzeitig nahm das »gute«, braune Fettgewebe zu. Ein »Temperaturtraining« könnte daher nicht nur einen Beitrag zum Schlankbleiben leisten, sondern auch weniger anfällig gegenüber unterschiedlichen Zivilisationskrankheiten machen.[8]

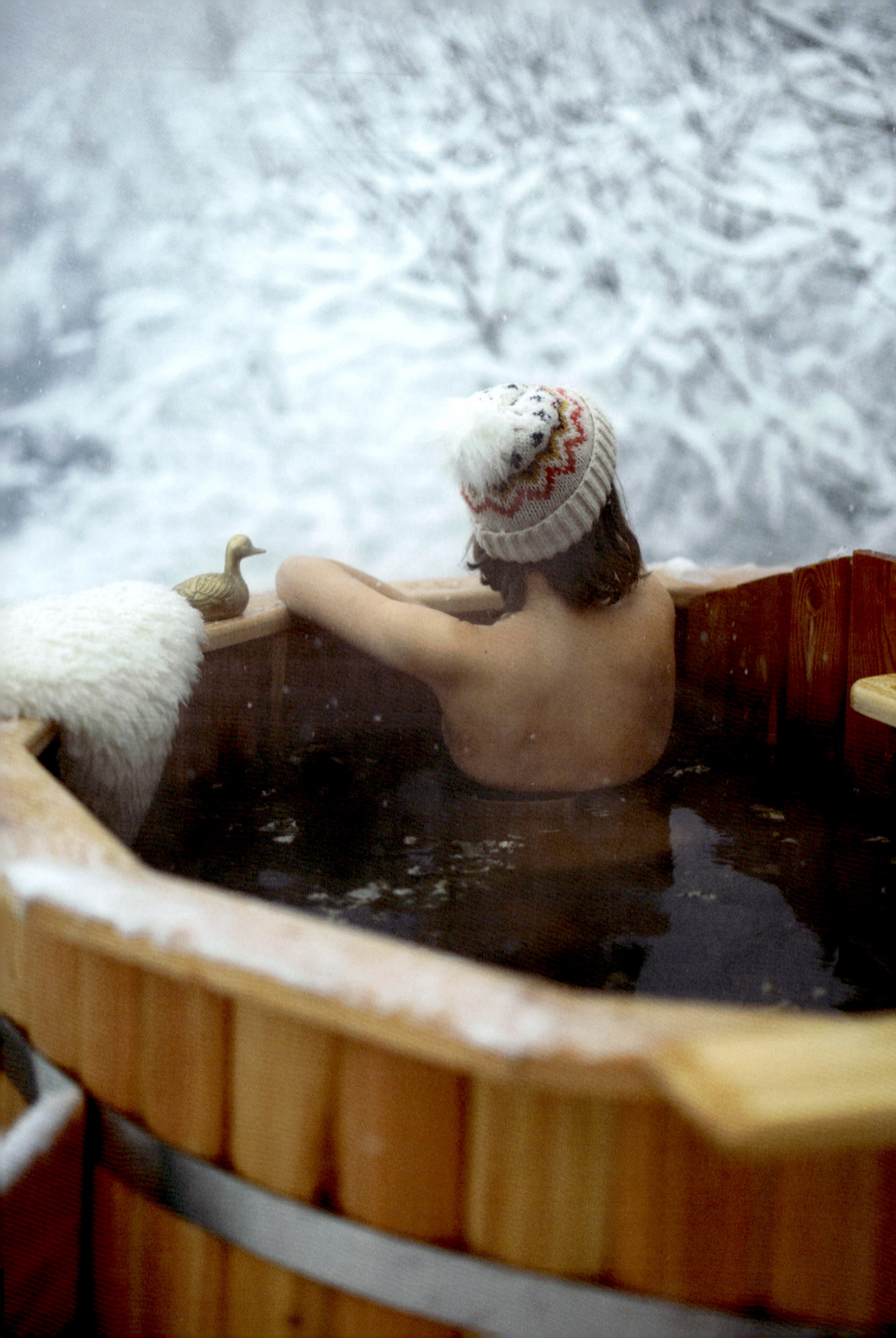

Anwendung von Warm- und Kaltreizen

Inzwischen ist es wissenschaftlich bewiesen, dass Wärme und Kälte das Wohlbefinden stärken, Krankheiten vorbeugen und Heilungsprozesse beschleunigen können.

Wirkungsweise der Hydrotherapie

Bei Wasseranwendungen ist die Temperatur entscheidend. Aber auch mechanische, chemische oder elektrische Faktoren können eine Rolle spielen.

Von Pfarrer Kneipp stammt der Ausspruch »Kälte stärkt – Wärme schwächt«. Das würde man heute bei den nachgewiesenen vielfältigen positiven Wirkungen der Wärme nicht mehr so sagen. Kaltreize gehören aber oft auch zu Warmanwendungen. Es gibt die Regel, jede Warmanwendung mit einem Kaltreiz abzuschließen. Verzichtet man nach der Wärme auf den Kaltreiz, kommt es nicht zu manchen erwünschten Anpassungen, zum Beispiel zur einer verbesserten Durchblutungsregulation der Haut. Auch biochemische oder das vegetative Nervensystem betreffende Anpassungen stellen sich ohne Kaltreiz nicht oder nur in vermindertem Ausmaß ein. Ein Hydrotherapieprogramm konnte bei einer Herzmuskelschwäche die Lebensqualität steigern.[9]

Gegenanzeigen für die Anwendung von Kälte sind arterielle Durchblutungsstörungen besonders mit Gewebeschäden (zum Beispiel offenes Bein), schwere Herzerkrankungen, Kälteallergien oder Empfindungsstörungen an der zu behandelnden Region.

Die Wirkung hydrotherapeutischer Reize

Sowohl kaltes als auch warmes Wasser stimuliert die Thermorezeptoren in der Haut, die diese Informationen an bestimmte Strukturen im Gehirn (Hypothalamus) weiterleiten. Dadurch werden ebenfalls auf dem Nervenweg Blutgefäßreaktionen ausgelöst.

Je nach Umfang und Ort der Anwendung haben hydrotherapeutische Reize vorwiegend örtliche Wirkungen oder wirken auf den ganzen Organismus. So wird auf dem Nervenweg zum Beispiel die Skelettmuskulatur bei Kaltreizen aktiviert (»Kältezittern«) und es werden hormonelle und immunologische Reaktionen über den Weg Hypophyse (Hirnanhangsdrüse) – Nebennierenrinde (produziert u. a. Cortisol) angeregt. Handelt es sich um relativ kleinflächige örtliche Anwendungen, so dominiert der Effekt an der behandelten Region. Bei Behandlung größerer Körperareale haben jedoch auch im Vergleich eher milde Kaltreize Reaktionen im ganzen Körper zur Folge, wie Beeinflussungen des Blutdrucks oder Pulses. Bei wiederholter Anwendung kommt es auch zu Anpassungen, zum Beispiel im vegetativen Nervensystem und Immunsystem. Bedeutsam sind für die Praxis eine Blutdrucksenkung, Stress-Reduktion oder geringere Anfälligkeit gegenüber grippalen Infekten bei der sogenannten Abhärtung.

Die Temperatur ist entscheidend

Wärme oder Kälte sind die Hauptwirkfaktoren bei Wasseranwendungen. Wasser leitet Wärme bzw. Kälte um etwa das 25-Fache besser als Luft. Deshalb kommt dem Wasser bei Temperaturreizen eine besondere Bedeutung zu.

Das Ziel bei der Anwendung von Kalt- oder Warmreizen kann sehr unterschiedlich sein:

Wärmebildung durch kurze Kaltreize: Die meisten Kaltreize der Hydrotherapie wirken durch das Prinzip der »reaktiven Hyperämie«, zum Beispiel Wassertreten, kalte Güsse, kalte Wickel oder Auflagen. Hierbei kommt es nach einer anfänglichen Engstellung der Blutgefäße durch den Kaltreiz zu einer nachfolgenden Weitstellung bis über den Ausgangszustand hinaus, erkennbar an der rosigen Farbe und Wärme der Haut. Dabei gelangt warmes Blut aus dem Körperinneren in die Haut. Die Erwärmung beruht also (sieht man vom Kältezittern einmal ab) auf einer Wärmeumverteilung und nicht – wie die Bezeichnung »Wärmebildung« vermuten lassen könnte – auf einer örtlichen Wärmeerzeugung oder einem örtlichen Wärmeeintrag von außen.

Wärmeentzug: Kaltanwendungen zum Wärmeentzug kommen unter anderem zur Eindämmung einer Entzündung oder zur Fiebersenkung zur Anwendung. Typische Beispiele für derartige Verfahren sind kalte Wadenwickel (Seite 39) und die meisten Formen der Kryotherapie (Seite 101). Der kalte Wadenwickel muss häufig gewechselt werden und das Wasser sollte ungehindert verdunsten können. Bei lang einwirkenden Kaltreizen bleibt die oben beschriebene reaktive Hyperämie aus.

Wärmezufuhr: Sie spielt zum Beispiel bei kalten, schlecht durchbluteten Extremitäten oder zur Auslösung reflektorischer Veränderungen an inneren Organen (zum Beispiel Herzdurchblutung) eine Rolle. Unter dem Einfluss von Wärme kommt es zu einer »aktiven Hyperämie«, bei der sich die kleinen Blutgefäße – die Arteriolen – unmittelbar erweitern.

Kaltreize in der Hydrotherapie werden meist mit einer Temperatur von etwa 12–16 °C angewandt. Nach Cordes kann man die Intensität der Temperaturreize von –VI = eiskalt (0–6 °C) bis +VI = unerträglich heiß (48–50 °C) einteilen.[10] Besonders bei Güssen und Bädern findet man oft auch wechselwarme Reize. Ohne abschließenden Kaltreiz verbessert sich sonst langfristig die Durchblutungsregulation kaum. Niedrigere Temperaturen sind zum Beispiel bei der später beschriebenen Kryotherapie (Seite 101) oder der Kältekammer (Seite 113) üblich.

Wasser zwischen 32 und 35 °C oder Luft zwischen 28 und 32 °C üben nur eine geringe Wirkung auf die Temperaturregulation aus. Bewegungsbäder haben eine Temperatur von 28 bis 33 °C, wobei die Empfehlung von 28 °C auch den Energiesparbemühungen geschuldet ist. Hotelschwimmbäder haben meist in etwa diese Temperatur, die einen Kompromiss darstellt, denn 28 °C sind eigentlich zu warm zur Abhärtung und zu kalt bei Beschwerden am Bewegungsapparat.

Warme Anwendungen haben in der Regel eine Temperatur von 37 bis 39 °C und sollen zum Beispiel die Wiedererwärmung nach Kaltanwendungen beschleunigen. Ein Beispiel dafür ist das warme Fußbad nach dem Kaltreiz im Anschluss an die Wärmephase der Sauna.

Die höchsten vorübergehend aushaltbaren Lufttemperaturen liegen bei rund 95 °C in der Sauna. Bei Wasser liegt die Temperatur deutlich darunter, so beim Überwärmungsbad. In extremer Form wurde es als sogenanntes »Schlenzbad« populär. Als »ansteigendes« Vollbad werden durch Zulaufenlassen von heißem Wasser zunehmende Wassertemperaturen von 36 °C auf bis zu 43 °C erreicht. Dabei steigt die Körperkerntemperatur auf bis über 40 °C an. In Japan ist das Baden in natürlich vorkommenden extrem heißen Quellen ähnlicher Temperatur verbreitet, wobei aber auch jedes Jahr über Todesfälle berichtet wird.

Eine örtliche Heißanwendung ist die sogenannte »Heiße Rolle«, mit der zum Beispiel der Lendenwirbelsäulenbereich zu auf dem Nervenweg vermittelten reflektorischen Prozessen wie einer Krampflösung an Unterleibsorganen behandelt wird. Sie lässt sich kaum in Eigenregie anwenden.

Unterschiedliche Reizstärken der Hydrotherapie

Für die Reizintensität ist die Temperatur nur ein Faktor. Je nach ihrer Wirkungsstärke oder dem Umfang der Anwendung kann die Hydrotherapie nach unterschiedlichen Gesichtspunkten eingeteilt werden. Krauß, einer der Lehrstuhlinhaber in Berlin in der 2. Hälfte des 20. Jahrhunderts, hat folgende Dosierungsstufen vorgeschlagen:[11]

Kleine Hydrotherapie: milde hydrotherapeutische Reize

- Trockenbürstungen (sind keine Anwendung mit Wasser, regen aber auch die Durchblutung an, Seite 34)
- Waschungen, Abreibungen
- ansteigende Teilbäder (die Temperatur wird durch Zulaufenlassen von warmem bzw. heißem Wasser langsam erhöht, Seite 43), wechselwarme Fußbäder, (Seite 43), kalte Güsse bis Knieguss (Seite 36), Wassertreten (Seite 35)
- Wickel bis zum Umfang eines Brustwickels (Seite 37)
- feuchte Wärme geringen Umfanges: warmer Heusack, kleine Peloidpackung (Schlammpackung, Seite 45)

Mittlere Hydrotherapie: mittelstarke Reize

- ansteigende Bein-, Sitz- und Halbbäder
- Schöpf- oder Bürstenbäder (zusätzliche mechanische Reize in einem thermoindifferenten Halbbad durch Beschöpfen oder Bürsten, gut zur Blutdrucksenkung, vegetativen Beruhigung und bei Schöpfbädern zusätzlich zur Asthmabehandlung)
- warme Zusatz-Halbbäder (Arzneimittelbäder)
- kaltes Reibesitzbad
- wechselwarme Sitzbäder
- Rumpfwickel und feuchte Dreiviertel-Packung mit mittlerer Liegedauer (30–45 Minuten)
- Sitzdampfbad
- Sauna

Große Hydrotherapie: stark wirkende Reize

- Überwärmungsbad (belastet den Kreislauf)
- russisch-römisches Dampfbad
- subaquales Darmbad (Schwenkeinlauf während eines Vollbades, moderner und weniger belastend: Colon-Hydrotherapie, die Wirkung ist umstritten)
- kalter oder heißer Voll-Blitzguss
- langliegende feuchte Dreiviertel- oder Ganzpackung

Wovon hängt die gewählte Reizstärke ab?

Die Reizstärke und damit die Dosierung hydrotherapeutischer Reize hängt unter anderem davon ab, wie akut der Krankheitsprozess ist. Chronische Prozesse erfordern meist eine höhere Reizintensität und längere Behandlungszeiten, bei akuten Krankheiten werden eine geringere Intensität und anfangs auch kürzere Behandlungszeiten bevorzugt. Dafür sollte bei akuten Prozessen möglichst häufig, zum Beispiel täglich, behandelt werden, bei chronischen Prozessen reicht oft zweimal in der Woche aus.

Ein weiteres Kriterium ist die individuelle Verträglichkeit oder »Reaktionslage« der Betroffenen bzw. ihre Konstitution. Darüber hat man sich schon vor rund 100 Jahren Gedanken gemacht. Man unterschied verschiedene Konstitutions- bzw. Reaktionstypen, die unterschiedlich auf Wärme oder Kälte reagieren und sich auch in der Beweglichkeit und im Charakter unterscheiden sollten. Die Lehre von den Konstitutionstypen, die sich vorwiegend an körperlichen Merkmalen orientierte (asthenischer, leptosomer, pyknischer oder dysplastischer Typ), gilt heute aber als weitgehend überholt. Einfacher ist die simple Frage zu beantworten, ob man eher wärme- oder kälteempfindlich ist.

Regeln für hydrotherapeutische Kaltreize

Abgesehen von Kuren werden heute einfache hydrotherapeutische Anwendungen meist in Eigenregie zu Hause durchgeführt. Dafür brauchen Sie aber eine gute Anleitung. Die beste Anleitung ist sicher die Selbsterfahrung, zum Beispiel in einem Kurort. Noch einprägsamer sind aber die Erfahrungen, die man als Kind zum Beispiel in einem Kneipp-Kindergarten sammeln konnte. Der Trend zu derartigen Einrichtungen kann daher nicht hoch genug eingeschätzt werden, zumal dort auch zusätzlich andere nützliche Dinge wie Bewegung und gesundes Essen vermittelt werden.

Als Grundsätze gelten:

- Wenden Sie die Maßnahmen korrekt an.
- Übertreiben Sie nicht.
- Ihr Wohlbefinden während der Anwendung ist ein entscheidendes Kriterium.
- Meist eignen sich Kaltreize vorwiegend bei akuten Krankheitsprozessen und Warmanwendungen bei chronischen. Wichtiger als diese Regel ist aber Ihr subjektives Empfinden.
- Auf kalter Haut dürfen keine Kaltreize angewandt werden. Insgesamt sollte der Körper gut durchgewärmt sein. Bei kalten Füßen können Sie zur Anregung der Durchblutung vorher ein warmes Fußbad machen oder sich bewegen.
- Gerade bei größeren Kaltanwendungen ist ein warmer Raum wichtig.
- Kaltreize werden im Unterschied zu Warmreizen nur kurz angewandt.
- Nach dem Kaltreiz sollte es innerhalb weniger Minuten durch die reaktive Hyperämie (überschießende Mehrdurchblutung) zu einer Wiedererwärmung kommen. Das können Sie durch ein warmes Fußbad, Bewegung, aber auch warme Getränke oder Einpacken in wärmende Decken fördern.

- Streifen Sie nach einer Kaltwasseranwendung das Wasser nur mit der Hand ab, trocknen Sie Ihre Haut nicht mit einem Handtuch ab. Durch das »Rubbeln« mit einem Tuch erzeugen Sie einen zusätzlichen mechanischen Reiz der Haut. Dadurch kann die erwünschte Reaktion auf den Kaltreiz beeinträchtigt werden.

Weitere Reize in der Hydrotherapie

Besonders bei hydrotherapeutischen Anwendungen durch Fachpersonal in medizinischen Einrichtungen kommen außer den Temperaturreizen oft weitere Reize zum Einsatz.

Mechanische Faktoren: Einer der bedeutsamen mechanischen Faktoren ist zumindest bei Vollbädern oder beim Schwimmen der hydrostatische Druck (Wasserdruck). Einerseits erzeugt er in Bädern einen Auftrieb, wodurch der Körper sein Eigengewicht nicht zu tragen braucht. Das spielt bei Bewegungsbädern für Menschen mit Bewegungseinschränkung neben der Temperatur eine wichtige Rolle. Für Menschen mit einer Herzmuskelschwäche oder eingeschränkter Lungenfunktion ist aber auch eine Belastung des Herz-Kreislauf-Systems von Bedeutung, die aus einer Blutverschiebung von 700 bis 800 ml durch den Wasserdruck aus den Beinen in den Bauch- und Brustraum resultiert. Bei Vollbädern oder Bewegungsbädern ergibt sich daraus eine relevante Herzbelastung. Andere, dann wiederum zu Heilzwecken genutzte mechanische Reize können Handreibungen, Beschöpfungen und Bürstungen im Bad sein.

Chemische Faktoren: Bei Zusatzbädern (Arzneimittelbäder, Seite 44), spielen chemische Faktoren eine Rolle. Dazu gehören ätherische Öle, Kamille, Fichtennadeln, Eichenrinde und andere Pflanzenbestandteile, aber auch Kohlendioxid (Seite 45), das zum Beispiel bei Herz-Kreislauf-Erkrankungen zum Einsatz kommt und die Blutgefäße weit stellt. Dadurch wird das Herz entlastet und der Blutdruck gesenkt. Kohlendioxid reizt die Warmrezeptoren und hemmt die Kaltrezeptoren, wodurch der Körper wie bei Wärme mit einer Weitstellung der Blutgefäße reagiert, ohne dass es zu einer größeren Wärmebelastung kommt.

Elektrische Faktoren: Elektrische Reize können sich bei einer Wasseranwendung mit speziellen Bädern bzw. Apparaturen mit den thermischen Wirkungen addieren. Dabei bildet Leitungswasser eine sich der Körperoberfläche optimale anpassende großflächige Elektrode. In der Praxis gibt es Zwei- und Vierzellenbäder zur Schmerzlinderung und Durchblutungsverbesserung und sogenannte hydrogalvanische Vollbäder (»Stangerbäder«). Heute findet man sie nur noch in wenigen Einrichtungen, früher waren diese Bäder weit verbreitet.

Häufige Anwendungen der Hydrotherapie

Wasseranwendungen gibt es in vielen Varianten: Neben Waschungen und Güssen sind auch Wickel, Auflagen und Bäder sowie Peloide richtig angewendet sehr hilfreich.

In der langen Geschichte der Hydrotherapie bildeten sich unterschiedlichste Methoden heraus. Die Methodik ähnelt sich aber weitgehend und wurde von verschiedenen Autoren beschrieben.[12]

Trockenbürstungen

Nimmt man es genau, kann man Trockenbürstungen eigentlich nicht zur Hydrotherapie zählen, denn weder Wasser noch Warm- oder Kaltreize kommen dabei zur Anwendung. Aber ähnlich wie bei (warmen) hydrotherapeutischen Reizen wird die Durchblutung der Haut durch Auslösen einer aktiven Hyperämie angeregt. Das kann sich auch reflektorisch (über den Nervenweg) auf innere Organe auswirken und dort zum Beispiel eine bessere Durchblutung bewirken. Zusätzlich wird die Haut straffer.

Das brauchen Sie: Sie brauchen etwa fünf Minuten Zeit und eine Bürste mit Stiel. Es wurde viel darüber gestritten, ob man Bürsten mit Natur- oder Kunststoffborsten bevorzugen sollte. Wer die Natur liebt, neigt zu Naturborsten, sollte aber wissen, dass Kunststoffborsten hygienischer sind. Im Haarkanal der Naturborsten können sich nämlich Bakterien oder andere Mikroorganismen ansammeln, die Sie dann in die Haut einmassieren.

So geht's: Beginnen Sie mit kreisförmigen Bewegungen am rechten Fuß. Bürsten Sie dann den rechten Unterschenkel, danach den Oberschenkel, zuerst außen, dann innen. Es folgen nach dem gleichen

Prinzip der linke Oberschenkel, der rechte, dann der linke Arm, Brust, Nacken, Schultern und zuletzt das Gesicht – jeweils so lange, bis eine leichte Rötung erkennbar ist.

Gegenanzeigen: Trockenbürstungen sollten nicht angewandt werden bei entzündlichen Hauterkrankungen, Akne, Venenentzündungen, ausgeprägten Krampfadern und Wunden. Bei einer Polyneuropathie werden möglicherweise Warnsignale nicht ausreichend empfunden. Auch eine Übererregbarkeit oder zu starke Behaarung sind Gegenanzeigen.

Kalte Waschungen

Waschungen gelten als milde Form der Hydrotherapie und können zur Abhärtung, Anregung des Kreislaufs und zur Durchblutungsförderung eingesetzt werden. Am besten führen Sie sie morgens mit einem Leinentuch zum Waschen durch, weil zu dieser Zeit Kaltreize entsprechend dem Tagesrhythmus der Körpertemperatur entgegenlaufen und dadurch intensiver wirken als am Abend. In typischen Kneipp-Pensionen wird man mitunter morgens zwischen 4 und 6 Uhr mit einer kalten Waschung geweckt.

So geht's: Beginnen Sie zum Beispiel am rechten Fuß. Fahren Sie mit dem rechten Bein bis zum Gesäß und Bauch fort und behandeln Sie dann das linke Bein. Natürlich können Sie auch den Arm- und Oberkörperbereich behandeln. Danach legen Sie sich – ohne sich abzutrocknen – wieder ins Bett und bleiben dort wenigstens noch so lange, bis sich ein warmes Wohlgefühl eingestellt hat.

Wassertreten

Beim Stichwort Wassertreten denken viele automatisch an Kneipp. Wassertreten fördert die Durchblutung und strafft die Venen, regt den Stoffwechsel an, beruhigt das vegetative Nervensystem und fördert – am Abend durchgeführt – den Schlaf. Fehlen entsprechende Anlagen, können Sie es auch zu Hause in der Badewanne durchführen (Vorsicht Rutschgefahr!).

So geht's: Schreiten Sie im Storchengang für ein bis zwei Minuten durch das höchstens bis zu den Knien reichende kalte Wasser und heben Sie das nicht belastete Bein bei jedem Schritt komplett aus dem Wasser. Streifen Sie danach das Wasser nur ab und ziehen Sie Strümpfe und Schuhe an. Gehen Sie dann zügig. Neigen Sie zu Fußpilz, sollten Sie die Zehenzwischenräume besonders gut abtrocknen.

Gegenanzeigen: Während der Regel sowie bei Unterleibsentzündungen sollten Sie kein Wassertreten durchführen, auch nicht bei schweren organischen Durchblutungsstörungen oder kalten Füßen.

Kalte Güsse nach Kneipp

Der kalte Guss gilt ebenfalls als ein Kernstück der Kneipp'schen Wasseranwendungen. Das Prinzip eines Gusses besteht darin, dass der zu begießende Körperteil wie Bein oder Arm mit viel Wasser ohne Druck »ummantelt« wird. Beachten sollten Sie die Grundregel, nie Kaltreize auf kalter Haut anzuwenden.

Das brauchen Sie: Verwenden Sie Leitungswasser mit der aktuellen Temperatur. Um den Druck gering zu halten – es soll kein zusätzlicher mechanischer Reiz auf die Haut einwirken –, wählen Sie Schläuche mit großem Durchmesser. Ideal ist ein ¾-Zoll-Schlauch von wenigstens 1,5 Meter Länge. Damit er an die üblichen Wasseranschlüsse passt, empfiehlt sich die Anschaffung eines sogenannten »umgekehrten Reduzierventils«. Zur Erleichterung der Handhabung gibt es ein auf Kneipp zurückgehendes »Gießrohr«, das man in das Ende des Schlauches steckt. Sie können auch eine Gießkanne (ohne Tülle) verwenden.

So geht's:
Eine der Kneipp'schen Regeln lautet, mit dem Guss möglichst »herzfern« zu beginnen, damit das Herz durch den sich einschleichenden Reiz nicht übermäßig belastet wird. Beginnen Sie daher an den Füßen. Führen Sie den Wasserstrahl vom rechten Fuß an der Außen- und Hinterseite des Beines bis zum Gesäß ①. Anschließend leiten Sie den Wasserstrahl an der Innenseite des rechten Beines abwärts ②. Analog verfahren Sie mit dem linken Fuß und Bein ③, ④. Es folgt der rechte Arm von der Hand bis zum Schulterblatt ⑤. Hier halten Sie den Schlauch ruhig, das Wasser fließt über den Rücken ⑤. Jetzt führen Sie den Wasserstrahl an der rechten Rückenseite abwärts bis unter das Gesäß und dann am linken Arm aufwärts wiederum bis zum Schulterblatt ⑥, ⑦, das Wasser läuft am Rücken hinunter ⑦. Nachdem Sie zweimal vom rechten zum linken Schulterblatt über den Nacken gewechselt haben ⑦, ⑤, begießen Sie die linke Seite abwärts bis zum Fuß ⑧. Danach gehen Sie vom rechten Fußrücken über die Außenseite des Beines nach oben und an der Innenseite wieder herab ①, ②. Das linke Bein behandeln Sie ebenso, in der Mitte des Oberschenkels wechseln Sie aber zur rechten Hand ④. Führen Sie nun den Wasserstrahl aufwärts bis zur Brust ⑤. Nach Begießung des Bauches führen Sie den Strahl bis zur Mitte des Oberschenkels und behandeln die rechte Seite genauso ⑥, ⑦. Dann behandeln Sie die Brust nochmal, indem Sie mit dem Wasserstrahl über das Brustbein von einer Seite zur anderen wechseln ⑦, ⑤. Zum Schluss führen Sie den Wasserstrahl an der linken Seite bis zum Fuß abwärts ⑧. Das Wasser sollte die Körperteile ohne Druck »ummanteln«.

Heute kann man die alte Regel, »herzfern« zu beginnen, besser physiologisch begründen. An Händen und Füßen und überhaupt an den Armen und Beinen hat

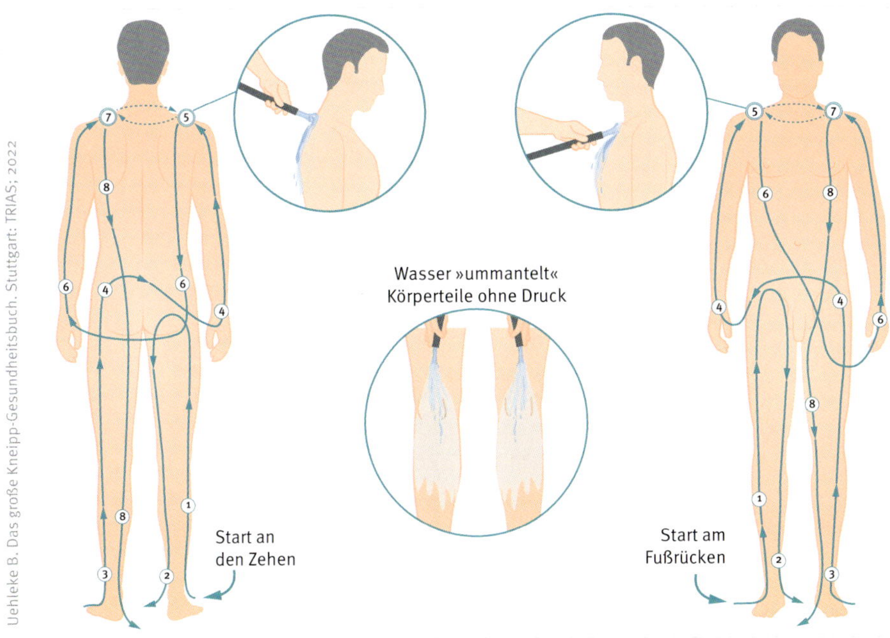

Richtige Schlauchführung bei kalten Güssen nach Kneipp

man deutlich weniger Kaltrezeptoren als am Rumpf und besonders im Gesicht. Die Reaktionen fallen dadurch zunächst geringer aus.

Der »Vollguss« wirkt naturgemäß besonders intensiv und sollte nur bei angepassten Menschen oder nach einer intensiven Warmanwendung wie der Sauna zur Anwendung kommen. Die aus alten Abbildungen bekannten »Blitzgüsse« aus mehreren Metern Entfernung mit beträchtlichem Druck findet man heute kaum noch. Sie überfordern die Regulationsmöglichkeiten der meisten Menschen.

Verschiedene Wickel

Kalte Wickel können entweder Wärme ableiten oder eine reaktive Hyperämie auslösen und damit Wärme erzeugen. Die Wirkung hängt auch davon ab, ob man mit dem Wickel in einer Packung liegt (erzeugt Wärme) oder das Wasser frei verdunsten kann. Kann das Wasser verdunsten, wird dem Körper Energie und damit Wärme entzogen, es kommt zur Abkühlung. Warme Wickel führen unmittelbar Wärme zu, werden aber eher selten angewandt, weil die Temperatur schnell absinkt. Alle Wickel werden zirkulär (den ganzen Körperteil umfassend) angelegt. Oft werden die kalten Wickel zur Kneipp'schen Therapie gezählt, Kneipp favorisierte jedoch noch mehr die Güsse. So kann man als »Vater« der Wickel eher Prießnitz sehen.

»Prießnitz-Wickel« bestehen aus einem nassen, dünnen Leinentuch und einem dickeren Außentuch (Moltontuch). Für das dünne Wickeltuch eignen sich gut alte Bettlaken, die auf die geeignete Größe zugeschnitten oder gerissen werden (sogenannte »Reißwäsche«). Im Idealfall werden sie umsäumt. Es gibt auch eine Wickelvariante mit einem Zwischentuch zwischen Wickel und Moltontuch. Diese Wickelart wird oft Kneipp zugeschrieben, der insgesamt aber eher selten Wickel empfahl. Wie bei Bädern können Zusätze zum Wasser des Wickels erfolgen.

Einen Wickel können Sie aus vielen verschiedenen Gründen anwenden. Vereinfacht kann man sagen, dass man einen Wickel dort anlegt, wo der Krankheitsprozess ist. Das bedeutet: einen Halswickel bei Halsschmerzen, einen Brustwickel bei Herzproblemen oder einer Bronchitis, einen Lendenwickel bei Kreuzschmerzen usw. Die Liegedauer eines Wickels beträgt etwa 45 bis 60 Minuten. Wollen Sie einen schweißtreibenden Effekt erreichen, sind ein bis drei Stunden erforderlich.

Wickel legen Sie dort an, wo sich der Krankheitsprozess befindet.

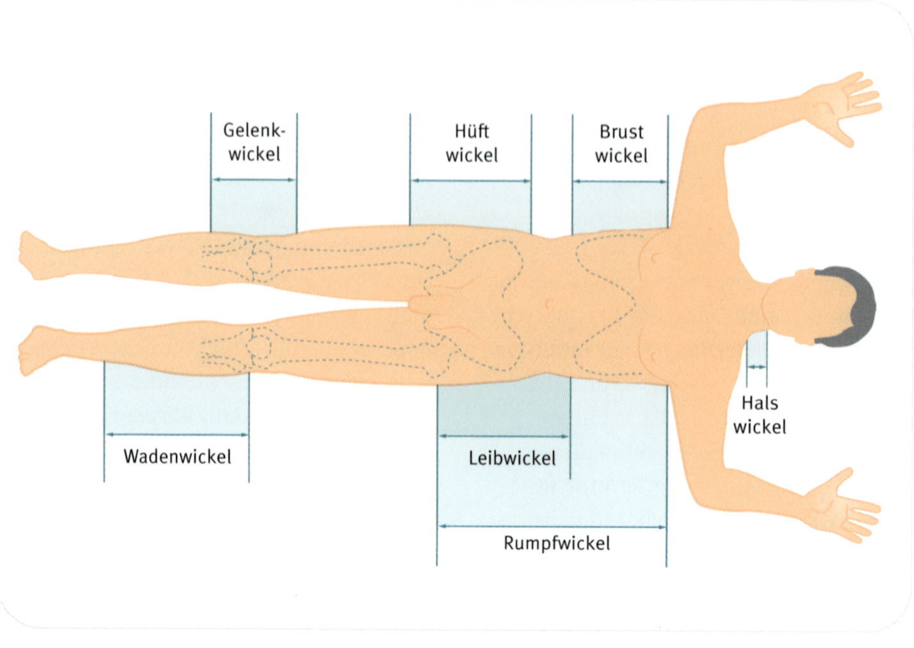

Der kalte Wadenwickel

Vermutlich kennen Sie den kalten Wadenwickel, der besonders häufig bei fiebernden Kindern zur Anwendung kommt.

Wichtig: Wenden Sie den kalten Wadenwickel in der richtigen Fieberphase an, und zwar bei bereits bestehender erhöhter Temperatur (warme Haut, später Schwitzen) und nicht bei ansteigendem Fieber. Letzteres erkennen Sie am Schüttelfrost, der der Wärmeproduktion dient, bis der höhere »Sollwert« der Körperkerntemperatur (Seite 20) erreicht ist. In dieser Fieberphase können Sie den Körper durch Wärmezufuhr, zum Beispiel in Form von heißem Tee, unterstützen und den Prozess dadurch abkürzen.
Ist der erhöhte Sollwert erreicht, hört das Muskelzittern auf, die Wärme wird wieder abgegeben, was Sie an der heißen Haut und am Schwitzen merken. Dann können Sie den kalten Wickel anlegen.

Das brauchen Sie: ein dünnes Tuch (bei Kindern reicht oft ein Taschentuch), kaltes Leitungswasser

So geht's: Legen Sie das nasse und ausgewrungene Tuch um den Unterschenkel und erneuern Sie es häufig, spätestens nach dem Trocknen. Verwenden Sie kein zusätzliches Tuch und auch keine Bettdecke, da das Wasser dann schlecht verdunsten kann und nicht kühlt.

Der Wadenwickel wirkt auf zweierlei Weise: Die Kälte des Wassers wirkt unmittelbar nach dem Anlegen und senkt die Bluttemperatur. Danach kühlt der Wickel durch die Kälte des verdunstenden Wassers. Deshalb sollten die Waden frei liegen und nicht aus Angst vor einem nassen Laken zusätzlich umhüllt werden.

Der warme Zwiebelwickel

Als altes Hausmittel ist der Zwiebelwickel besonders zur Linderung von Halsschmerzen bekannt. Andere Einsatzgebiete sind Mittelohrentzündungen, Erkältungsinfekte, Bronchitis, rheumatische Gelenkentzündungen und Insektenstiche.

Beim warmen Zwiebelwickel wirken außer der Wärme die in der Zwiebel enthaltenen ätherischen Öle. Entzündungszeichen und Schwellungen bilden sich auch durch den hohen Schwefelgehalt in der Zwiebel schneller zurück.

Das brauchen Sie: Für die Zubereitung brauchen Sie neben frischen Zwiebeln Gaze zum Falten eines Beutels, ein dünnes Zwischentuch sowie ein Frottee- oder Moltontuch.

So geht's: Schneiden Sie die Zwiebeln klein. Erwärmen Sie sie in einem Gazebeutel über kochendem Wasser (zum Beispiel auf einem umgedrehten Deckel ohne direkten Kontakt zum Wasser). Oder schwitzen Sie die kleingeschnittenen Zwiebeln in einer Pfanne an und geben Sie sie anschließend in das Säckchen. Danach legen Sie das Säckchen

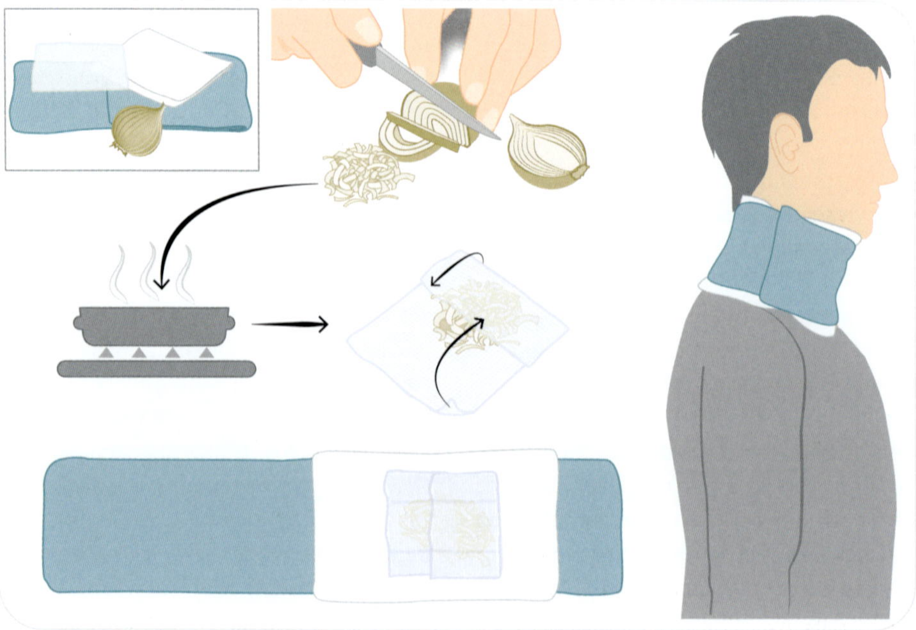

Vorbereitung und Anlegen eines warmen Zwiebel-Halswickels

auf die erkrankte Region, decken es mit einem dünnen Zwischentuch ab und wickeln zum Warmhalten ein Frottee- oder Moltontuch um die Region. Belassen Sie den Wickel bis zum Abkühlen, das dauert meist 15 bis 20 Minuten.

Bei Insektenstichen können Sie eine halbierte Zwiebel auf die Einstichstelle legen und für einige Minuten oder auch länger fixieren. Eine Alternative speziell zum Zwiebelhalswickel kann der Zitronenhalswickel sein.

Beispiele für weitere Wickel

Die Möglichkeiten, Wickel anzuwenden, sind sehr umfangreich. In der Volksheilkunde sind besonders auch Wickel mit Zusätzen (zum Beispiel Pflanzenextrakte oder ätherische Öle) beliebt. Vielleicht liegt das daran, dass man einem Naturstoff mehr zutraut als der reinen Wirkung von Wärme oder Kälte. Die Übergänge zur Aromatherapie sind dabei fließend.

Kalter Halswickel ohne Zusätze: bei Entzündungen im Halsbereich, nach Erwärmung erneuern

Heiße Bauchkompresse: krampflösend, schmerzlindernd, besonders bei funktionellen Beschwerden im Magen-Darm-Trakt

Warme Leberauflage mit »feuchter Wärme«: während des Heilfastens zur Unterstützung und Durchblutungssteigerung der im Fasten belasteten Leber

Heißer Kamillen-Bauchwickel: zum Beispiel bei Krämpfen im Magen-Darm-Bereich, Blähungen, Verstopfungen, Schlafstörungen

Heißer Bockshornklee-Wickel: besonders bei Problemen der Atmungsorgane wie zum Beispiel Asthma. Warmhalten mit Wärmflasche.

Ingwerwickel: bei Atemwegserkrankungen und zur Vorbeugung einer Lungenentzündung, auch bei schmerzhaften Leiden am Bewegungsapparat, Depressionen, Nieren- und Lebererkrankungen. Erwärmt regt er die Organfunktionen an. Warmen Wickel meist im Lendenwirbelbereich für 20 bis 40 Minuten anlegen, danach 30 Minuten Nachruhe. Nicht anwenden bei Bluthochdruck und Durchblutungsstörungen am Herzen.

Kartoffelwickel: gutes Wärmehaltvermögen, bei Schmerzen am Bewegungsapparat, Halsschmerzen, Bronchitis, Menstruationsbeschwerden, Nackenverspannungen. 1- bis 2-mal täglich, so lange, wie er als warm empfunden wird. Dazu heiße, gekochte Kartoffeln in einem dünnen Tuch zerquetschen und zu einem Päckchen formen, mit einem Zwischentuch bedecken und mit einem Frottier- oder Moltontuch an der zu behandelnden Region fixieren.

Es gibt eine Vielzahl weiterer Wickel, bei denen aber die Inhaltsstoffe eine größere Rolle spielen als der Warm- oder Kaltreiz, zum Beispiel Quark- oder Kohlwickel.

Auflagen und Kompressen

Gemeinsam ist Kompressen und Auflagen, dass sie nicht den ganzen Körperteil umhüllen, also nicht zirkulär wie Wickel angewandt werden. Sie unterscheiden sich jedoch in der Größe, wobei Auflagen größer sind als Kompressen. Kalte Kompressen können entweder nur mit Wasser oder mit unterschiedlichen Substanzen durchgeführt werden. Beispiele für Kompressen mit Zusätzen sind:

Wickel oder Auflagen?

Der grundlegende Unterschied zwischen Wickeln und Auflagen besteht darin, dass ein Wickel immer zirkulär angelegt wird, das heißt den ganzen Körperteil umfasst. Eine Auflage ist dagegen örtlich begrenzt. Kleine Auflagen nennt man Kompressen.

Quark-Kompressen: werden häufig als kalte Kompresse für 20 Minuten bei akuten Entzündungen angewandt. Bei chronischen Entzündungen wird eine körperwarme Zubereitung und eine Liegedauer von ein bis 10 Stunden empfohlen. Diese Kompressen können täglich bis 3-mal in der Woche angewandt werden.

Zwiebel-Kompressen: können auch warm sein. Dazu wickeln Sie Zwiebelscheiben oder Zwiebelwürfel mit Zimmertemperatur oder erwärmt in ein dünnes Tuch oder in eine Gaze ein und legen sie für ein bis zwei Stunden oder auch über Nacht auf. Diese Kompressen werden in warmer Form ähnlich wie die Zwiebelwickel (Seite 39) häufig bei Halsentzündungen empfohlen.

Senfmehl-Kompressen: kommen bei rheumatischen Beschwerden zum Einsatz.

Lehmkompressen: werden bei rheumatischen Beschwerden empfohlen. Sie können warm oder kalt angewandt werden.

Meerrettich-Auflagen: sind besonders bei Blasenbeschwerden, Nackenschmerzen, Nasennebenhöhlenentzündungen oder bei Kopfschmerzen wirksam.

Arnika-Herz-Kompressen: sollen für Besserungen nach einem Herzinfarkt oder anderen Herzproblemen sorgen.

Arnika-Gelenkwickel: werden bei Gelenkproblemen eingesetzt.

Je nach Krankheitsbild kommen auch Kompressen oder Wickel mit den unterschiedlichsten ätherischen Ölen zur Anwendung. Kinder sind empfindlich gegen ätherische Öle, deshalb sollten Sie sie damit nicht behandeln.

Teil- und Vollbäder

Die Verfügbarkeit von Bädern war nicht immer selbstverständlich. Noch in den 1970er-Jahren war zum Beispiel in Berlin die Verordnung von Reinigungsbädern in einem Stadtbad durchaus üblich. Heute sind Bäder oder Duschen praktisch in jeder Wohnung zu finden und kommen auch für medizinische Zwecke zum Einsatz.

Kalte Arm- oder Fußbäder

Kalte Armbäder wirken anregend und können den Puls senken. Empfohlen werden sie bei Erschöpfung, funktionellen Herzbeschwerden, Neigung zum Herzrasen, Tennisellenbogen sowie bei Schlafstörungen. Kalte Fußbäder sind besonders hilfreich bei geschwollenen Beinen, Krampfadern oder Schlafstörungen.

Die Verträglichkeit kalter Bäder ist entsprechend dem Tagesrhythmus der Körperkerntemperatur am Nachmittag und in den Abendstunden besser als morgens.

So geht's: Tauchen Sie erst den rechten, dann auch den linken Arm bis zur Mitte des Oberarms für 20 bis 30 Sekunden oder bis zu den ersten Anzeichen eines Kälteschmerzes in kaltes Wasser. Streifen Sie danach das Wasser nur ab und pendeln Sie zur Wiedererwärmung mit den Armen. Für kalte Fußbäder gelten vergleichbare Regeln.

Gegenanzeigen: Bei organisch bedingten Herzerkrankungen oder Durchblutungsstörungen sowie bei kalten Händen und Füßen sollten Sie keine kalten Bäder anwenden.

Wechselwarme Fußbäder

Zur Anregung der Durchblutung sind besonders wechselwarme Fußbäder geeignet. Hören Sie immer mit »kalt« auf. Die Warmphase ist stets deutlich länger als der Kaltreiz.

Ansteigende Arm- oder Fußbäder

Sogenannte ansteigende Teilbäder wirken besser auf die Durchblutung und reflektorisch (auf dem Nervenweg) zum Beispiel auf das Herz als unmittelbar heiße Bäder. Beschrieben hat sie in der ersten Hälfte des 20. Jahrhunderts in Berlin und Dresden der Arzt Hauffe, sie wurden dann als »Hauffe'sche Armbäder« bezeichnet.

Empfohlen werden die Bäder bei Durchblutungsstörungen am Herzen (Angina pectoris), Bluthochdruck[13] oder bei Asthma bronchiale.

Ansteigende und warme Fuß- bzw. Unterschenkelbäder sind bei Durchblutungsstörungen im Frühstadium angezeigt. Liegen dagegen fortgeschrittene einseitige Befunde vor, sollten Sie sie nur auf der Gegenseite anwenden, da Wärme den Stoffwechsel steigert, was eine schlechte Durchblutung eventuell nicht gewährleisten kann.

So geht's: Tauchen Sie zum Beispiel die Arme bis zur Mitte der Oberarme in Wasser, die Temperatur ist anfangs warm. Innerhalb von etwa 15 bis 20 Minuten erhöhen Sie sie durch Zulaufenlassen von heißem Wasser bis auf etwa 42 °C.

Würden Sie dagegen den Arm gleich in heißes Wasser tauchen, käme es nicht zu der erwünschten reflektorischen Weitstellung der Blutgefäße zum Beispiel am Herzen. Denn über 41 °C werden die Kaltrezeptoren in der Haut wieder aktiv und die Blutgefäße können paradox mit einer Engstellung reagieren. Diesen Effekt kennen Sie vielleicht von der »Gänsehaut«, die zunächst bei einem zu heißen Bad auftreten kann.

Warme Fußbäder

Warme Fußbäder kommen oft zur Vorbereitung auf einen Kaltreiz zum Einsatz, insbesondere dann, wenn die Füße kalt sind. Sonst würde das auch einem hydrotherapeutischen Grundsatz, dass man Kaltreize nie auf kalter Haut anwenden sollte, widersprechen.

Eventuell können Sie die Wirkung durch Zugabe von ein wenig Senfmehl verstärken. Dadurch wird die Haut zusätzlich gereizt und die Blutgefäße erweitern sich im Sinne einer aktiven Hyperämie.

Verbreitet ist der Einsatz warmer Fußbäder auch zum Anstoßen der Wiedererwärmung, also einer Hyperämie nach dem Kaltreiz der Sauna.

Vollbäder

Je nachdem, welches Ziel Sie verfolgen, können Vollbäder unterschiedlich temperiert sein. Nicht zu unterschätzen ist die Herzbelastung durch ein Vollbad, was aus der Blutverschiebung von etwa 800 ml Blut aus den Speichervenen der Beine zum Herzen hin erfolgt. Ursache ist der Wasserdruck (Seite 33). Herzkranke sollten daher Halbbäder bevorzugen oder ärztlichen Rat einholen. Das gilt übrigens auch für Bewegungsbäder. Die Zeitdauer von Vollbädern ist variabel. Besonders belastend ist das Überwärmungsbad, das man nicht in Eigenregie anwenden sollte.

Badezusätze

Gerade bei naturheilkundlich orientierten Menschen kommen oft auch Bäderzusätze zur Anwendung und können die Wirkung des Wassers bzw. von Wärme oder Kälte verstärken. Folgende Bäderzusätze werden häufig für Vollbäder, aber auch Teilbäder genutzt:

Arnika: wird häufig örtlich nach Verletzungen wie zum Beispiel Blutergüssen oder bei rheumatischen Beschwerden empfohlen.

Baldrian: dient der Beruhigung, kann bei Schlafstörungen, innerer Unruhe, aber auch bei einer Überfunktion der Schilddrüse helfen.

Eichenrinde: hat sich bei örtlicher Anwendung (zum Beispiel Sitzbad) bei zum Nässen neigenden Ekzemen, Hämorrhoiden und nach Verbrennungen bewährt.

Fichtennadel: wird gern bei vegetativen und Wechseljahresbeschwerden sowie bei Erkrankungen der oberen Atemwege angewandt.

Heublumen: haben sich bewährt zur Linderung rheumatischer Beschwerden und auch bei chronischer Bronchitis.

Kastanie: ist ebenfalls zur Behandlung rheumatischer Leiden sowie bei Neuralgien und funktionellen Durchblutungsstörungen geeignet.

Lavendel: ist bewährt zur Behandlung von Schlafstörungen und vegetativen sowie Wechseljahresbeschwerden.

Ölbäder (zum Beispiel Mandelöl): werden zur Mitbehandlung und Hautpflege bei Neurodermitis empfohlen.

Rosmarin: dient der Aktivierung, kann hilfreich bei Weichteilrheumatismus und Kreislaufproblemen, zum Beispiel infolge eines niedrigen Blutdrucks, sein.

Salbei: wird gern bei juckenden Ekzemen angewandt.

Salzbäder (zum Beispiel mit dem Salz des Toten Meeres): ist etabliert bei der Schuppenflechte.

Kohlensäure: Der Zusatz von Kohlendioxid oder (bei Anwendung außerhalb spezialisierter Einrichtungen) die chemische Bildung durch Zusätze im Bad führt dazu, dass das Bad wärmer als zubereitet empfunden wird, da die Warmrezeptoren gereizt und die Kaltrezeptoren gehemmt werden. Dadurch ist die Belastung durch das Bad geringer. Das führt zu einer Blutgefäßweitstellung mit Blutdrucksenkung und Herzentlastung. Da sich Kohlendioxid über der Wasseroberfläche ansammelt und dadurch ggf. weniger Sauerstoff zum Atmen zur Verfügung steht, sollten diese Vollbäder nur unter Aufsicht durchgeführt werden.

Gegenanzeigen: Vollbäder mit hohem Wasserstand sollten Sie nicht anwenden, wenn zum Beispiel eine Herzmuskelschwäche (Belastung des Herzens durch Blutumverlagerung aus den Beinen durch den Wasserdruck, Seite 33), ein Lungenhochdruck, akute Venenentzündungen oder Ausweitungen der Hauptschlagader (Aortenaneurysmen) bestehen. Im Zweifelsfall holen Sie also auch bei einer scheinbar so alltäglichen Maßnahme wie einem Bad besser ärztlichen Rat ein.

Peloide

Als Peloide bezeichnet man feinkörnige Substanzen, die durch biologische oder geologische Prozesse entstanden sind, zum Beispiel Moor, Schlamm, Schlick, Kreide, Lehm oder Ton. Moor und Schlick entstehen vorwiegend aus der Verwitterung organischer Stoffe. Schlamm vulkanischen Ursprungs mit hohen Anteilen anorganischer Mineralien kommt als »Fango« zum Einsatz. Man kann Peloide als Bäder und Packungen, aber auch als Tampons und für Knetungen, zum Beispiel bei Problemen mit den Fingergelenken, anwenden.

Als Bäder angewandt, besitzen Peloide in der Regel eine gute Wärmeverträglichkeit und ein langes Wärmehaltvermögen.
Bei der Zubereitung eines Teil- oder Vollbades wird der in Mooren abgebaute Badetorf mit Wasser vermischt. Die Temperatur beträgt bis zu 46 °C und wird im Gegensatz zu einem gleich temperierten Wasserbad gut vertragen. Diese gute Verträglichkeit hängt vor allem mit den physikalischen Eigenschaften zusammen. Moorbäder sind zum Beispiel deutlich »zäher« als Wasserbäder, wobei sich eine Haftschicht an der Haut bildet, die nicht so heiß wie das umgebende Bad ist. Bei jeder Bewegung kommt es aber zu einem

stoßförmigen Wärmeeinstrom in den Körper, wodurch diese Bäder anders wirken als gleich temperierte Wasserbäder. Dennoch steigt die Körperkerntemperatur nach einem 20-minütigen Bad um etwa zwei °C an. Um Kreislaufprobleme zu vermeiden, gibt es besonders in darauf spezialisierten Kurorten »Herzkühler«, ein spiralig gebogenes Kupferrohr, das von kaltem Wasser durchströmt wird. Auf dem Reflexweg kann damit die Herzfrequenz, also der Puls gesenkt werden.

Außerdem wurde im Moor eine Reihe von möglicherweise zusätzlich wirksamen Substanzen nachgewiesen, zum Beispiel Huminsäuren und hormonähnliche Substanzen. Dieser Gehalt an hormonähnlichen Verbindungen ist einer der Gründe für den Einsatz auch bei gynäkologischen Problemen. Warme Moorauflagen kommen vor allem bei Beschwerden am Bewegungsapparat zum Einsatz. Eine »saubere« Variante ist wiederverwendbares »Parafango«, eine Mischung aus Fango und Paraffin. Parafango wird in speziellen Öfen wie auf einem Kuchenblech auf etwa 130 °C erwärmt und dabei auch sterilisiert, was Voraussetzung für eine erneute Verwendung ist. Angewandt werden sie außer in den schon genannten Bereichen bei funktionellen Durchblutungsstörungen und chronischen Entzündungen des Magen-Darm- oder Harntraktes.

Kopfdampfbäder

Kopfdampfbäder mit heißem Wasser nahe dem Siedepunkt kennen Sie vermutlich. Sie dienen zur Befeuchtung der oberen Luftwege, die Wärme steigert die Durchblutung der Schleimhäute und damit die Abwehr. In die tieferen Atemwege dringen die Wassertröpfchen des Dampfes allerdings nicht vor, da sie im Gegensatz zu mit Ultraschall erzeugtem Aerosol relativ groß sind.

Durch den Zusatz ätherischer Öle kann die Wirkung verstärkt werden. Menthol und Teebaumöl können allerdings die Augen reizen. Die manchmal empfohlenen Salzzusätze sind nicht sinnvoll, da Salz nicht verdunstet (sonst würde es kein destilliertes Wasser geben).

So geht's:
Halten Sie den Kopf über eine Schüssel mit heißem Wasser und legen Sie sich zum Abdichten ein Handtuch über den Kopf.

Vorsicht bei Kindern!

Kopfdampfbäder sind für kleine Kinder nicht geeignet, weil sie die Schüssel mit dem heißen Wasser umreißen und sich dabei verbrühen können. Auch auf ätherische Öle sollten Sie bei Kindern verzichten, weil ihre Atemwege empfindlicher sind als die von Erwachsenen und zur Verengung neigen.

Dauerbrause

Der Kneipp-Schüler Dr. Lust führte zu Beginn des 20. Jahrhundert die Dauerbrause in die naturheilkundliche Therapie ein. Sie hat eine große Verbreitung in der anthroposophischen Medizin gefunden.

Bei der Dauerbrause fallen warme Wassertropfen aus der Höhe auf den Patienten oder die Patientin herab. Dabei kommt es zu mechanischen und thermischen Hautreizen. Den Ort der Wassertropfen können Anwendende in der Regel selbst mit einem Seilmechanismus steuern. Die Dauer der Anwendung beträgt bis zu 30 Minuten. Als Effekte werden eine Durchblutungssteigerung der Haut und eine allgemeine Stoffwechselaktivierung genannt. Diskutiert wird auch eine durch die herabfallenden Tropfen entstehende negative Ionisation der Luft.

Hilfreich soll die Dauerbrause zur Stärkung des Immunsystems, bei Allergien, wiederholten Atemwegsinfekten, aber auch bei rheumatischen Erkrankungen, Bluthochdruck oder zu niedrigem Blutdruck sowie Hauterkrankungen, Migräne und Tinnitus (Ohrengeräusche) sein. Eine systematische Untersuchung wurde aber noch nicht durchgeführt.

Wärme in Kombination mit anderen Maßnahmen

Häufig wird Wärme nicht allein, sondern zusammen mit anderen Maßnahmen angewandt oder sie dient als Vorbereitung zum Beispiel für eine Bewegungstherapie. Bestimmte Massagen, zum Beispiel die klassische Massage, werden gern mit Wärme kombiniert. Die Wärme allein führt schon zur Schmerzlinderung und Muskelentspannung, sodass zur eigentlichen Massage im Wesentlichen die relevanten Gewebsbefunde übrigbleiben.

Hot-Stone-Massage

Bei der Hot-Stone-Massage (»Warmsteinmassage«) wird ebenfalls mit Wärme gearbeitet. Diese über 2000 Jahre alte Massage-Variante stammt aus Asien und dem pazifischen und amerikanischen Raum. Es ist also keine rein hawaiianische oder von nordamerikanischen Ureinwohnern stammende Methode, wie manchmal beschrieben wird. Wahrscheinlich war diese Technik auf allen Erdteilen verbreitet und hat wohl etwas mit dem Schamanentum zu tun. In der westlichen Welt wird die Methode heute meist zur Entspannung im Wellness- und Kosmetikbereich eingesetzt, aber auch manche Physiotherapeuten nutzen sie als ergänzende Methode.

So geht's: Kleine Steine – meist aus Basalt – werden in einem Wasserbad auf etwa 60 °C erwärmt. Dann legt man sich auf einige der erwärmten Steine (»Layoutsteine«), weitere Steine werden auf den Körper gelegt.

Weitere Anwendungsmöglichkeiten:

- Für eine Massage mit den Steinen eignen sich besonders die auch sonst bei Massagen üblichen Friktionen. Diese Reibungen werden sonst kreisförmig mit den Fingerspitzen oder Handballen ausgeführt, um die Durchblutung anzuregen und damit Wärme zu erzeugen. Bei der Hot-Stone-Massage erfolgen die Friktionen mit einem erwärmten Stein, sodass neben dem Massagereiz ein Wärmeeffekt entsteht.
- Außerdem gibt es die Möglichkeit, mit einem Stein auf einen weiteren, der auf dem Körper liegt, zu klopfen und damit Vibrationen zu erzeugen. Die Wärme der Steine kann zur Entspannung der Muskulatur beitragen und dadurch den Massageeffekt unterstützen.
- Eine Variante ist die La-Stone-Massage, bei der außer den warmen Steinen noch gekühlte Marmorkugeln verwendet werden, sodass zusätzlich zu den Massagereizen Wärme und Kälte zur Anwendung kommen. Es gibt zwei Erklärungen für den Begriff »La Stone«. Er kann von »Lava« abgeleitet werden, wobei besonders vulkanisches Gestein auf Hawaii gemeint ist. Außerdem bedeutet »La« im Tibetischen »Lebensenergie«. Auf Hawaiianisch heißt Massage »Lomi Lomi Nui«, wobei neben heißen Steinen auch Stöcke genutzt werden.

Wissenschaftliche Untersuchungen zur Wirkung der Hot-Stone-Massage sind kaum zu finden. Postuliert werden eine Minderung von Stressreaktionen des Körpers, das Erreichen von physischem und seelischem Gleichgewicht, eine »Harmonisierung des Energieflusses« sowie »ganzheitliche Schmerzlinderung«.[14] Typische Indikationen sind Schlaflosigkeit und chronische Kopfschmerzen. Neben den reinen Massagewirkungen auf die Muskulatur und das Bindegewebe soll von der Hot-Stone-Massage eine ausgeprägte Wirkung auf das vegetative Nervensystem ausgehen. Das wird besonders der Variante mit einem Wechselreiz von Wärme und Kälte nachgesagt. Oft wird parallel zur Massage eine Aromatherapie eingesetzt, sodass auch von den ätherischen Ölen eine Wirkung ausgeht. Überhaupt ist es üblich, die zu behandelnde Körperregion zuvor mit einem erwärmten Öl einzureiben.

Gegenanzeigen: Nicht angewandt werden sollte die Hot-Stone-Massage bei Entzündungen, einem zu hohen oder zu niedrigen Blutdruck, in der Schwangerschaft, bei Venenleiden, schweren Herzerkrankungen, ausgeprägten Hautveränderungen, offenen Wunden, Krebs, Infektionskrankheiten sowie bei Fieber.

Nebenwirkungen: In Einzelfällen werden Hautrötungen, leichte Schwellungen, Kreislaufprobleme und allergische Reaktionen auf ein eingesetztes ätherisches Öl beschrieben. Bei zu starker Erhitzung der Steine können auch leichtere Verbrennungen der Haut nicht ausgeschlossen werden.

Wärme vor einer Bewegungstherapie

Wärme kann eine gute Vorbehandlung vor einer aktiven Bewegungstherapie bzw. Krankengymnastik sein, da Schmerzen gelindert, die Dehnbarkeit bindegewebiger Strukturen erhöht und damit die Beweglichkeit verbessert wird. Außerdem kann eine Spastik, also eine Verkrampfung der Muskulatur, beispielweise nach einem Schlaganfall, zumindest vorübergehend gebessert werden, was eine anschließende Krankengymnastik erleichtert.

Pflege des Wärmehaushaltes beim Heilfasten

Heilfasten hat in der Medizin eine Renaissance erfahren und wird zunehmend beliebter, zumal es sich als Therapie bei vielen Krankheiten bewährt hat. Es gibt eine Reihe von Varianten, wobei Sie das Intervallfasten oder Entlastungstage auch in Eigenregie durchführen können. Für das über Tage oder gar Wochen gehende Heilfasten brauchen Sie jedoch eine fachkundige Begleitung und sollten, sofern Sie nicht mehr ganz gesund sind, ärztlichen Rat einholen. Für das Fasten über wenige Tage als Gesunder und über das Fasten allgemein gibt es inzwischen auch gute Ratgeber-Literatur.

Eine der Nebenwirkungen beim Fasten ist die Neigung zum Frieren. Hände und Füße werden kälter, man fröstelt. Eine Erklärung dafür ist, dass der Grundumsatz heruntergefahren wird, der Körper Energie spart und deshalb die Durchblutung weniger wichtiger Areale im Körper reduziert. Dem können Sie durch Bewegung (Fastenwandern), Trockenbürstungen der Haut (Seite 34) sowie warmen Fuß- oder Armbädern (Seite 43) begegnen.

Zum Heilfasten gehört auch mittags eine warme Leberauflage (feuchte Kompresse, zum Beispiel mit Wärmflasche). Dadurch wird dem Körper Wärme zugeführt und man erhofft sich reflektorisch eine gute Leberdurchblutung, denn die Leber ist wegen des vermehrten Anfalls von Stoffwechselendprodukten unter dem Fasten (zum Bespiel Aceton aus dem Fettstoffwechsel) belastet. Unter Klinikbedingungen kann die Hautdurchblutung auch durch Massagen angeregt werden. Die Sauna sollten nur erfahrene Fastende mit einem stabilen Kreislauf nutzen.

Hausmittel: Kleine Wärme- und Kälteanwendungen

Viele Hausmittel, bei denen Wärme und Kälte zum Einsatz kommen, kennen Sie vermutlich aus Ihrer Kindheit. Sie sind einfach in der Anwendung und helfen gegen leichte Beschwerden.

Kalte Hände und Füße sind unangenehm und wir bemühen uns, es gar nicht so weit kommen zu lassen oder, wenn es doch passiert ist, sie aufzuwärmen. Handschuhe und warme Schuhe sowie eine Mütze im Winter sind dazu sinnvoll.

Kalte Hände und Füße vermeiden

Hände und Füße gehören zu den sogenannten Akren. Das sind die am Körper hervorstehenden Regionen (von »akros«: »äußerst«, in der Medizin also die Körperteile, die am weitesten vom Rumpf entfernt liegen). Auch Zehen, Finger, Nase und Ohren sind Akren. Dabei gibt es nervale Reflexzusammenhänge zwischen Händen und Nasen-Rachen-Raum bzw. zwischen Füßen und Unterleib, was für die örtliche Abwehrreaktion bei einem grippalen Infekt bzw. einer Reizblase oder Blasenentzündung eine Rolle spielen mag.

Vielleicht haben Sie auch schon bemerkt, dass kalte Füße beim Einschlafen hinderlich sind. Die Zeit bis zum Einschlafen ist mit kalten Füßen rund doppelt so lang wie mit warmen Füßen – ein Grund, dagegen vorzugehen.[15]

Rampp berichtete vor einigen Jahren über einen Versuch mit kalten Fußbädern. Dabei bekamen nicht abgehärtete Versuchspersonen nach einem 20-minütigen kalten Fußbad in den folgenden Tagen 3-mal häufiger Infekte als abgehärtete.[16] Bereits eine Serie kalter Güsse führt zu einer besseren Abwehrfunktion der Schleimhäute.

Die manchmal belächelte »Zugluft« kann wegen des relativ geringen Reizes und der dadurch fehlenden Abwehrreaktionen durchaus zu kalten Händen, Füßen oder zu einer kalten Nase und einem Schiefhals führen und sollte ebenso wie »Fußkälte« vermieden werden.

Wer zu kalten Händen bei funktionellen Durchblutungsstörungen mit Schmerzanfällen neigt, für den reichen Handschuhe an kalten Wintertagen oft nicht aus. Es gibt kleine »Taschenwärmer«, in denen die Wärme chemisch oder elektrisch mit Batterien erzeugt werden kann und die man sich in die Handschuhe oder Manteltaschen stecken kann. Anfälle von schmerzhaften Durchblutungsstörungen können dadurch oft vermieden werde. In den letzten Jahren wurden auch beheizbare, mit Batterie betriebene Handschuhe und Schuhe entwickelt. Besonders Angler schätzen sie im Winter, wenn sie längere Zeit kaum bewegt an einer Stelle stehen. Natürlich sind sie nicht nur für Angler hilfreich.

Langfristig kann die Durchblutung der Haut zum Beispiel durch regelmäßige Saunabesuche oder kleine Kalt- bzw. Wechselreize (Wassertreten, Seite 35, kalte Güsse, Seite 36, usw.) angeregt werden.

Die Wärmflasche

Die klassische Wärmflasche hat fast jeder zu Hause. Sie ist leicht in der Handhabung und schnell verfügbar. Die typische Wärmflasche besteht aus Gummi und hat eine Größe von etwa 20 × 30 cm. Es gibt auch Wärmflaschen aus Kunststoff.

Normalerweise wird eine Wärmflasche bei einfachen Bauchbeschwerden, Blähungen, Blasenentzündungen, Menstruationsbeschwerden oder bei Verspannungen im Rücken- oder Nackenbereich angewandt.

Auch bei der Neigung zu kalten Füßen und dabei verzögertem Einschlafen kann Wärme an den Füßen hilfreich sein. Bei schmerzenden Gelenken wird diese Form der Wärme ebenfalls oft empfohlen. Natürlich müssen speziell bei Bauchschmerzen Krankheiten wie eine Blinddarmentzündung oder eine Gallenblasenentzündung ausgeschlossen werden.

Eine Wärmflasche wird in der Regel bei akuten Beschwerden empfohlen, für die Daueranwendung eignet sie sich nicht. Im schlimmsten Fall können bei täglicher Anwendung Hautveränderungen wie zum Beispiel eine vermehrte Blutgefäßzeichnung auftreten.

So geht's:

- Vor der Benutzung sollten Sie sicherstellen, dass die Wärmeflasche keine Fehler aufweist wie zum Beispiel kleine Risse. Anzeichen für ein gealtertes Gummi und damit mögliche Undichtigkeiten können kleine Brösel sein, die Sie beim Ausgießen des Wassers oder Ausschütteln der trockenen Flasche bemerken. Ersetzen Sie die Flasche am besten nach fünf Jahren.
- Füllen Sie die Wärmflasche mit heißem, aber niemals kochendem Wasser. Empfohlen werden bei Erwachsenen bis zu 60 °C, bei Kindern 40 °C. Kochendes Wasser ist beim Füllen der Flasche tabu, denn es kann zu Verbrühungen führen und die Menge des entstehenden Wasserdampfes kann die Flasche zum Bersten bringen.

- Befüllen Sie die Flasche grundsätzlich nur zu Zweidritteln mit Wasser, streichen Sie dann die Luft heraus und schrauben Sie die Flasche zu. Überprüfen Sie anschließend die Dichtigkeit durch Schütteln über einem Waschbecken.
- Wenden Sie die Wärmflasche nur mit einem Zwischentuch (zum Beispiel Handtuch) an. Oft wird sie schon mit einem textilen Überzug verkauft.
- Die Dauer der Anwendung richtet sich nach dem Nachlassen der Beschwerden.
- Kühlt die Flasche ab, sollten Sie sie erneut mit heißem Wasser füllen. Legen Sie die Wärmflasche auf die zu behandelnde Region und legen Sie sich nicht mit dem ganzen Körpergewicht auf die Flasche, weil sie sonst platzen und das heiße Wasser zu Verbrühungen führen könnte.
- Nach Gebrauch entleeren Sie die Wärmflasche. Lagern Sie sie entleert und geöffnet ohne Wasser, damit sie auch innen gut trocknen kann.

Heizkissen und Heizdecke

Diese weit verbreiteten Möglichkeiten der Wärmespender kann man als Notbehelf ansehen, denn der Wärmeübergang ist wegen der Trockenheit schlechter als zum Beispiel bei einem warmen Wickel mit Wasser. Stellt man sie zu warm ein, drohen Hautschäden. Probleme sind insbesondere bei älteren Modellen die elektrische Sicherheit und eine mögliche Brandgefahr. Achten Sie auf die entsprechenden Prüfsiegel – zum Beispiel »GS« oder »CE« – und wählen Sie Modelle mit automatischer Abschaltung nach einer bestimmten Zeit.

Wärmepflaster

Wärmepflaster funktionieren nach zwei unterschiedlichen Prinzipien. Entweder die Wärme entsteht durch chemische Prozesse in den Pflastern selbst oder die Haut wird gereizt und damit eine Mehrdurchblutung und Erwärmung erzeugt. In jedem Fall beschränkt sich die Wärmewirkung weitgehend auf die oberflächlichen Schichten, also die Haut. Eine Tiefenwirkung ist aber durch Nervenverbindungen (reflektorisch) möglich. Das betrifft zum Beispiel eine Muskelentspannung. Empfindliche Menschen sollten auf hautreizende Varianten verzichten. Wärmepflaster sind einfach in der Handhabung und können auch leicht auf Reisen angewandt werden.

Das Kirschkernkissen

Das Kirschkernkissen ist ein beliebtes Hausmittel und kann sowohl warm als auch (seltener) kalt angewandt werden. Sie können es fertig kaufen oder aus sauber geputzten Kernen von Sauerkirschen und einem Säckchen aus Baumwolle selbst herstellen.

Zum Erwärmen gibt es zwei Möglichkeiten:

- Wollen Sie sichergehen, legen Sie das Kirschkernkissen für 10 bis 15 Minuten in den Backofen mit 150 °C. Sie können es zusätzlich in Alufolie einwickeln, um ein

Überhitzen und Braunwerden der Kerne zu vermeiden.

- Oder Sie erwärmen es in der Mikrowelle (ohne Alufolie!) bei 600 Watt für ein bis zwei Minuten. Dabei sollten Sie ein Glas Wasser mit in die Mikrowelle stellen, damit die Kirschkerne sich nicht zu stark erhitzen und austrocknen. Die Mikrowelle muss ständig beobachtet werden, da bei Überhitzung Brandgefahr besteht. Bei Kirschkern- oder Körnerkissen mag die Gefahr noch nicht sehr groß sein, der Autor dieser Zeilen hat aber bereits einmal erlebt, wie ein fälschlich in der Mikrowelle erhitzter Heusack Feuer gefangen hat.

Möchten Sie ein Kirschkernkissen kalt anwenden, kann die Abkühlung im Gefrierfach eines Kühlschranks erfolgen. So abgekühlt, kann es bei akuten Entzündungen zum Beispiel der Fingergelenke oder Prellungen zum Einsatz kommen.

Das warme Kirschkernkissen hat gegenüber einer Wärmflasche den Vorteil, dass es sich gut anpassen lässt und nicht auslaufen kann. Häufig wird es bei Schulter- und Nackenbeschwerden, Bauchschmerzen und Menstruationsbeschwerden angewandt.

Ähnlich wie das Kirschkernkissen können Sie auch Körnerkissen anwenden.

Kalte Erbsen

In einer Schüssel mit kalten, trockenen Erbsen aus dem Kühlschrank können Sie gut Handübungen bei entzündeten Gelenken im Rahmen eines Rheumaschubs durchführen. Die Kälte lindert den Entzündungsprozess und die Schmerzen, die Erbsen als feste Bestandteile erhöhen den Widerstand und steigern den Übungseffekt. Außerdem kann die Sensibilität und Motorik geschult werden.

Ein Kirschkernkissen kann sowohl warm als auch kalt zur Anwendung kommen.

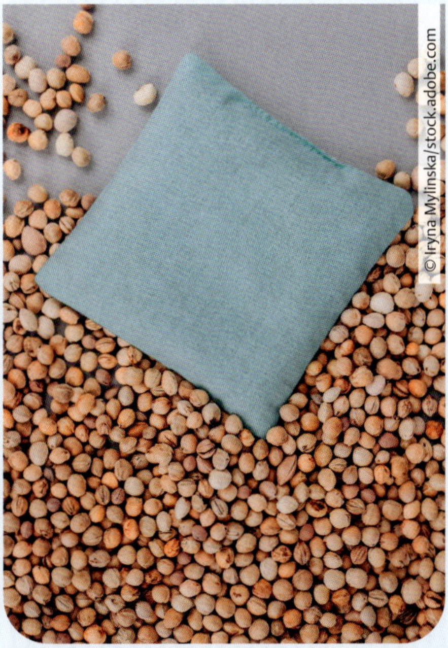

Apparative Formen der Wärmetherapie

Rotlicht und Infrarot dienen der unmittelbaren Zufuhr von Wärme oder der Hauterwärmung durch Umverteilung warmen Blutes. Die Anwendungsgebiete sind vielfältig.

Stand früher nur Wasser zur Anwendung von Wärme und Kälte bereit, so hat die rasante Entwicklung der Technik viele neue Möglichkeiten der Erzeugung von Wärme (aber auch Kälte) hervorgebracht. Meist sind sie mit der Nutzung von elektrischem Strom verbunden.

Rotlicht und Infrarot

Kennen Sie noch die gute alte Rotlichtlampe? Heute wird sie zunehmend durch Infrarotstrahler oder »Nah-Infrarot« ersetzt. Doch wo sind die Unterschiede, welche Variante ist für welche Behandlungen geeignet? Prinzipiell handelt es sich bei allen diesen Verfahren um Varianten der Wärmebehandlung, bei denen jedoch mit unterschiedlichen Wellenlängen gearbeitet wird. Dadurch unterscheiden sie sich zum Beispiel in der Eindringtiefe in die Haut bzw. auch in das darunterliegende Gewebe. Die Einteilung variiert je nach Beschreiber etwas.

Infrarot kommt im natürlichen Spektrum der Sonne vor und wird als Wärme wahrgenommen. Je größer die Wellenlänge ist, umso tiefer dringt das Licht in den Körper ein. Daher ist das klassische Rotlicht insbesondere an der Haut wirksam, Nah-Infrarotlicht und Infrarotlicht dringen dagegen tiefer in den Körper ein.

Folgende Wellenlängen kann man unterscheiden:

- klassisches Rotlicht: Wellenlängen zwischen 600 und 700 nm (Nanometer)
- Nah-Infrarotlicht: 700 bis etwa 900 nm

- Infrarotlicht: Wellenlänge über 900 bis 10 000 nm. Dabei differenziert man drei Teilbereiche: Infrarot A: 780–1 400 nm, Infrarot B: 1 400–3 000 nm und Infrarot C: 3 000 nm bis 1 mm

Klassisches Rotlicht

Klassisches Rotlicht setzt man vorwiegend zur Behandlung der Haut ein. Eine Studie aus dem Jahr 2014 an 113 Patienten erbrachte positive kosmetische Effekte bei dem Versuch, Falten zu reduzieren. Nach 30 Behandlungen innerhalb von 15 Wochen war das Hautbild gegenüber einer Placebogruppe (Gruppe mit Scheinbehandlungen) verbessert. Außerdem besserte sich das Hautgefühl und die Kollagendichte in der Haut nahm zu.[17]

Nach einer Rotlicht-Behandlung ist die Haut – wie nach allen Wärmeanwendungen – oft vorübergehend leicht gerötet, was durch die verstärkte Durchblutung zustande kommt. Rotlicht hat aber nicht nur Wirkungen auf die Haut. Da die Haut auf dem Nervenweg mit inneren Organen und Gelenken verbunden ist, können sich – ähnlich wie bei anderen Wärmeanwendungen – auch dort positive Effekte, zum Beispiel eine Schmerzlinderung, zeigen. Auch Unterschenkelgeschwüre bei Diabetes sollen schneller abheilen.

Nah-Infrarotlicht

Nah-Infrarotlicht dringt tiefer in den Körper ein und kann damit Weichteilgewebe und dicht unter der Haut liegende Knochenstrukturen bzw. Gelenke erreichen. Da auch der Schädel durchdrungen werden kann, gibt es derzeit Untersuchungen, ob man bei neurologischen Erkrankungen, Demenz oder nach Verletzungen auch das Gehirn beeinflussen kann.[18]
Das Nah-Infrarotlicht und das Infrarotlicht sind für das menschliche Auge nicht sichtbar, da sie über der Grenze des sichtbaren Lichtspektrums liegen.

Infrarotlicht

Durch den Wasserdampf der Erdatmosphäre wird die Infrarotstrahlung der Sonne gefiltert und Infrarot B und C werden deutlich abgeschwächt. Diese Anteile von Infrarot können die Haut nicht durchdringen, da sie einen hohen Wassergehalt aufweist. Deshalb sind sie nur an der Oberfläche wirksam und können eine erhebliche Wärmebelastung mit Brennen und Austrocknen bis hin zu Verbrennungen verursachen.

Infrarot A dringt dagegen tief ein und führt zu kaum einer Wärmebelastung der Haut. Zu therapeutischen Zwecken ist Infrarot A zur Schmerzlinderung am meisten verbreitet. Da Nervenzellen auf dieses Wellenspektrum gut reagieren sollen, setzt man bei Infrarotlicht auch Hoffnungen auf die Behandlung neurodegenerativer Erkrankungen wie Parkinson und Alzheimer oder zur beschleunigten Regeneration von Verletzungen des Gehirns. Vorsicht sollten Sie im Gesicht zum Schutz der Augen walten lassen und eine vom Hersteller empfohlene Schutzbrille aufsetzen. Infrarot wird auch zur Mitbehandlung von bösartigen Tumoren eingesetzt, da Abwehrmechanismen stimuliert werden und Krebszellen empfindlich auf Wärme reagieren. Auch eine bessere Wirksamkeit der Chemotherapie wurde beschrieben.

Wassergefiltertes Infrarot-A-Licht (wIRA)

Wassergefiltertes Infrarot A gibt es zwar schon länger in der Medizin, in den letzten Jahren hat es sich jedoch zur Behandlung von Warzen und auch anderen Hauterkrankungen etabliert.[19] Zur Anwendung kommt eine Infrarot-A Lampe, aus deren Licht mit einem Wasserfilter unerwünschte Anteile herausgefiltert werden.

Da es sich nur um Licht und nicht um ionisierende Strahlen oder UV-Licht handelt, ist seine Anwendung harmlos und auch für Kinder geeignet. Es dringt ohne Oberflächenerwärmung und daher auch ohne Schmerz in die Tiefe der Haut ein und erzeugt dort eine örtliche Überwärmung. Die örtliche Abwehr soll unter anderem durch die Einwanderung von T-Lymphozyten gefördert werden. Die Warzen-Papillomviren, die für die Entstehung der Warzen verantwortlich sind, werden dabei durch den Körper selbst zerstört. Die Wirkung des wassergefilterten IRA soll besonders ausgeprägt und tiefgehend sein. Spricht die Therapie an, so können nur drei Behandlungen zu einer Schrumpfung der Warzen um bis zu 80 Prozent führen.

Auch bei anderen Hautproblemen wurde die wIRA-Therapie schon eingesetzt, zum Beispiel bei chronischen Geschwüren, Verletzungen der Haut, Schuppenflechte, Akne, Ekzemen, Durchblutungsstörungen, aber auch Erkrankungen am Muskel- und Skelett-System. Bei Wunden wurden weniger Wundinfektionen beobachtet. Eine Studie zeigte in einem gut angelegten Versuch an 111 Kranken mit Bauchoperationen bei 2-mal täglicher Bestrahlung von 20 Minuten, dass die Wundheilung unter wIRA deutlich besser vonstattenging und auch das kosmetische Ergebnis besser ausfiel als bei einer Placebo-Behandlung. In 2 cm Tiefe stieg der Sauerstoffgehalt um 30 Prozent, die Temperatur erhöhte sich um 2,7 °C.[20] Auch Überwärmungsbäder können in ähnlicher Weise die Wundheilung fördern. Allerdings ist die Kreislaufbelastung durch ein Überwärmungsbad erheblich, sodass diese Bäder heute kaum noch zum Einsatz kommen.

Ganzkörperüberwärmung

Ganzkörperüberwärmung wird zur Verbesserung der Infektionsabwehr, aber auch im Rahmen der Tumor-Nachsorge angewandt.

Verbesserung der Infektionsabwehr

Die meisten Untersuchungen zu diesem Thema sind im Zusammenhang mit der Sauna beschrieben. Angewandt werden aber auch andere Maßnahmen, zum Beispiel Überwärmungsbäder, die jedoch sehr anstrengend sind und zu denen sich keine belastbaren Untersuchungen finden lassen. Zunehmend Verbreitung finden auch Infrarot-Liegen. Man versucht, durch die Wärme in erster Linie eine Verbesserung der immunologischen Abwehrsituation zu erreichen.

Schon vor über 100 Jahren gab es Streit unter den Ärzten, was sinnvoller sei, die Krankheitserreger zu bekämpfen oder die Abwehr zu stärken. Wärme kann in gewisser Weise beides erreichen, denn viele Krankheitserreger, insbesondere Viren, sind sehr wärmeempfindlich. Coronaviren werden zum Beispiel über 40 °C inaktiv. Zur Anregung der immunologischen Abwehr gibt es inzwischen viele Befunde.

Tumor-Nachsorge

Ganzkörperüberwärmung im Rahmen der Tumor-Nachsorge wird an spezialisierten Tumorzentren angeboten. Eine Überwärmung des Körpers kann auf unterschiedliche Art und Weise erzielt werden. In der Onkologie werden Überwärmungsmaßnahmen sogar ausdrücklich empfohlen, weil sie die körpereigene Abwehr unterstützen. Das ist insbesondere auch nach Chemotherapien und anderen Behandlungen von großer Wichtigkeit, weil durch die Therapien das Immunsystem geschwächt ist und eine kräftige körpereigene Abwehr das beste Mittel ist, um die Wahrscheinlichkeit von Rezidiven und Metastasen zu verringern. So zeigte eine Überwärmung des Bauchraumes positive Ergebnisse und eine gesteigerte Immunabwehr im Blut, gemessen an den Untergruppen verschiedener T-Lymphozyten.

Forschungsergebnisse aus den letzten Jahren weisen auf einen weiteren Ansatzpunkt von Überwärmungsmaßnahmen im Rahmen der Tumortherapie hin.[21] Das betrifft sogenannte Checkpoint-Inhibitoren. Sie erkennen bestimmte Eigenschaften von Tumorzellen, die eine Antikörperbildung auslösen können, docken daran an und regen das körpereigene Abwehrsystem stärker an als die ursprüngliche Tumorzelle. Diese Mechanismen scheinen durch Überwärmung verstärkt werden zu können. Bisher kommen in der Tumortherapie vorwiegend örtliche Wärmeanwendungen, zum Beispiel über Sonden, zum Einsatz.

Elektrotherapie

Die Anwendung von elektrischen Reizen zu Heilzwecken ist schon seit dem Altertum bekannt. Man nannte den Stromimpuls »animalischen Strom«, der zum Beispiel vom Zitterrochen oder Aal auf den Menschen übertragen wurde. Heute unterscheidet man je nach zur Anwendung kommender Frequenz die Gleichstrombehandlung (Galvanisation) von der niederfrequenten Elektrotherapie (Reizstrombehandlung) sowie mittelfrequenten Anwendungen und der Hochfrequenztherapie. Der Ultraschall nimmt eine Sonderstellung ein. Er wird zwar auf elektrischem Wege erzeugt, wirksam werden aber die dabei entstehenden mechanischen Schwingungen, die Wärme in der Tiefe des Gewebes erzeugen.

Wie passt die Elektrotherapie in ein Buch über Wärme und Kälte? Die Wirkungen elektrotherapeutischer Maßnahmen sind unterschiedlich. Sie dienen zum Beispiel der Schmerzlinderung, Behandlung von Empfindungsstörungen oder Lähmungen, Durchblutungsverbesserung oder Reduzierung einer vermehrten Muskelspannung. Gemeinsam ist aber den meisten Anwendungen eine Wärmewirkung, bei den hochfrequenten Verfahren durch Wärmeerzeugung in der Tiefe, bei der Reizstromtherapie oder Galvanisation durch verbesserte Durchblutung besonders der Haut. Man erkennt das bei letzteren Verfahren an der rosigen Haut im Bereich der Elektroden. Im Gegensatz zur »reaktiven Hyperämie« nach einem kurzen Kaltreiz der Hydrotherapie handelt es sich bei der Durchblutungssteigerung bei der Elektrotherapie um eine »aktive Hyperämie«, denn es fehlt die anfängliche Engstellung der Blutgefäße auf einen Kaltreiz. Die kleinen Arterien – die Arteriolen – erweitern sich unmittelbar.

Die meisten dieser Therapieformen sind an medizinische Einrichtungen, zum Beispiel beim Physiotherapeuten, gebunden, eine Ausnahme bilden die TENS-Geräte (transkutane elektrische Nervenstimulation), die besonders zur Schmerzbehandlung, aber auch zur Therapie von Nervenschäden und Lähmungen für den Hausgebrauch entwickelt wurden. Allerdings kann man selbst kleine Ultraschallgeräte neuerdings auch in den Regalen von Discountern finden.

Dennoch sollen auch die anderen Formen der Elektrotherapie kurz beschrieben werden, da die Grenzen einer Selbstbehandlung dadurch ersichtlich werden. Bei Bedarf denken Sie dann hoffentlich rechtzeitig an eine differenziertere Behandlung, weil Sie die Möglichkeiten zumindest prinzipiell kennen.

Gleichstromtherapie (Galvanisation)

Um die Wirkungsweise des Gleichstroms zu verstehen, muss man ein klein wenig in die Physiologie auf Zellebene einsteigen. Jede Körperzelle weist an ihrer Zellmembran eine Spannung auf. Die Zelle ist im Inneren negativ geladen, an der Außenseite dagegen positiv. Wird die Zelle erregt, so geht das mit einem Zusammenbruch der Spannung bzw. der Potenzialdifferenz einher. Legt man von außen eine Spannung an und verändert damit die Potenzialdifferenz der Zellen, so bedeutet das eine Veränderung der Erregbarkeit der Zellen. Im Bereich des Pluspols – der sogenannten Anode – erschwert die Spannung von außen die Erregbarkeit. Dadurch kann man zum Beispiel eine Schmerzlinderung erreichen. Unter dem Minuspol – der Kathode – wird dagegen die Erregbarkeit gesteigert, was man unter anderem bei bestimmten Lähmungen nutzen kann. Für unser Thema ist von Bedeutung, dass es unter beiden Polen zu einer Durchblutungssteigerung – einer »aktiven Hyperämie« durch Weitstellung der kleinen Arteriolen – kommt. Dabei wird warmes Blut aus dem Körperinneren in die oberflächlichen Schichten, also die Haut, umgeleitet. Äußerlich erkennt man den Effekt an einer Rötung und Erwärmung. Demzufolge kann man den galvanischen Strom auch zur Behandlung funktioneller Durchblutungsstörungen mit kalten Händen oder Füßen einsetzen.

Varianten der in Physiotherapie-Abteilungen gebräuchlichen Anwendung sind zum einen Plattenelektroden aus Metall oder leitfähigem Gummi, die häufig mit einem mit Leitungswasser getränkten Schwämmchen unterpolstert werden. Besonders bei Durchblutungsstörungen wurden oft auch Zellenbäder verordnet. Hier bilden mit Leitungswasser gefüllte Wannen die Elektroden. In diese werden dann die Füße oder Unterarme getaucht (Zwei- oder Vierzellenbäder). Sie funktionieren übrigens nur mit Leitungswasser, nicht mit destilliertem Wasser oder Salzwasser. Ersteres leitet den Strom zu schlecht, Letzteres zu gut, sodass sich der Strom bei Salzwasser einen Weg um den eigentlich zu behandelnden Körperteil herum sucht. Eine weitere Variante ist die Anwendung des galvanischen Stroms im sogenannten hydrogalvanischen Vollbad, besser bekannt nach dem Namen seines Erstbeschreibers als »Stangerbad« (Seite 88). Hier sind am Rand einer Wanne insgesamt acht Elektroden angebracht, die je nach Therapieziel unterschiedlich gepolt werden können.

Diese Behandlungsmethoden erfordern Fachwissen. So müssen Gegenanzeigen wie Metallimplantate (zum Beispiel künstliche Hüfte oder Knie) und Schrittmacher sowie vergleichbare elektronische Geräte beachtet werden. Auch die Dosierung erfordert Wissen und kann entweder nach subjektiven Kriterien (»sensibel unterschwellig«, »schwach« oder »deutlich sensibel schwellig«) oder auch objektiv unter Angabe der Stromstärke erfolgen.

Reizstromtherapie im Niederfrequenzbereich

Unkomplizierter als die Behandlung mit galvanischem Strom ist die Therapie mit verschiedenen Impulsströmen. Meist werden sie zur Schmerzlinderung eingesetzt, die Durchblutungssteigerung und damit Erwärmung unter den Elektroden ist eher ein gern gesehener Nebeneffekt. Die Wirkung der Impulsstromverfahren kann unter anderem dadurch erklärt werden, dass es zu einem Verdeckungseffekt der Schmerzimpulse durch die elektrischen Impulse kommt. Mit den niederfrequenten Strömen wird also ebenfalls keine Wärme gebildet, vielmehr kommt es auch hier durch Weitstellung der Blutgefäße der Haut (aktive Hyperämie) zu einer Wärmeumverteilung aus dem Körperinneren in die Haut.

Der klassische »Reizstrom«: Seit langem bekannt ist der Träbert'sche Reizstrom, der von dem Zahnarzt Träbert empirisch gefunden wurde. Zur Anwendung kommen dabei Rechteckimpulse mit einer Frequenz von 143 Hz über eine Zeit von etwa 15 bis 20 Minuten. Die Wirkung ist ziemlich intensiv – eben »reizend«. Milder in seiner Wirkung ist der diadynamische Strom nach Bernard, bei dem sich verschiedene Impulsgruppen einem galvanischen Basisstrom überlagern. Während der Träbert'sche Reizstrom gut für stabile und robuste Menschen geeignet ist, wählt man den diadynamischen Strom eher bei sensibleren Menschen.

TENS – für den Hausgebrauch: TENS-Geräte wurden ursprünglich besonders für die Behandlung zu Hause entwickelt und sind in ihrer ursprünglichen Form einfach zu bedienen und kostengünstig. TENS steht für »transkutane elektrische Nervenstimulation«. Inzwischen wurden die Geräte weiterentwickelt und sind in teureren Varianten mit Digitalisierung auch zur Behandlung von Lähmungen und neurologischen Problemen geeignet. Ihre Programmierung ist dann allerdings komplizierter und gelingt oft nur speziell geschultem Fachpersonal. Für viele Zwecke reichen aus meiner Sicht jedoch einfach konstruierte Geräte, die meist zwei Kanäle besitzen und mit variablen Frequenzen arbeiten. Zur Bedienung genügen dann zwei Regler – einer für die Intensität, einer für die Frequenz des Reizstromes. TENS-Geräte kommen im Prinzip bei den gleichen Krankheitsbildern wie die übrigen Impulsstromtherapieverfahren zum Einsatz. Die örtlich erzielte Durchblutungssteigerung hat in gewissem Umfang auch bei TENS-Geräten eine Erwärmung der Haut zur Folge. Die Leistung ist begrenzt, sodass Schäden durch eine Überdosierung weitgehend ausgeschlossen sind. Gegenanzeigen sind auch hier Empfindungsstörungen, Herzschrittmacher und Metallimplantate im Behandlungsbereich.

Behandlung mit mittelfrequentem Strom

Zwischen der Niederfrequenz und der Hochfrequenz liegt das Frequenzspektrum der Mittelfrequenz (1–100 kHz). Hier kommt es im Allgemeinen nicht zu einer sensiblen Reizung der Haut unter den Elektroden. Die Durchblutungssteigerung der Haut und die oberflächliche Erwärmung sind weniger stark. Dieser Strom kann sowohl zur Steigerung der Muskelspannung als auch zur Entspannung bei Nervenschäden eingesetzt werden. Bei entzündlichen Erkrankungen, Metallimplantaten sowie Schrittmachern und vergleichbaren implantierten elektronischen Geräten sollte sie nicht angewandt werden.

Eine Variante der Mittefrequenztherapie ist das sogenannte »Interferenzstromverfahren«, bei dem sich zwei mittelfrequente Ströme überlagern. Es kommen also vier Elektroden zur Anwendung, die um den zu behandelnden Herd herum platziert werden. Dabei liegt das eigentliche Schmerz- oder Erkrankungsareal im Kreuzungspunkt. Es bilden sich Schwebungen im niederfrequenten Bereich aus, die dann den eigentlichen Effekt hervorrufen. Wegen ihrer guten Wirkung und der geringen Nebenwirkungen erfreut sich die mittelfrequente Elektrotherapie zunehmender Beliebtheit.

Hochvolttherapie

Bei der Hochvolttherapie, die gegenüber den übrigen Elektrotherapieverfahren weniger verbreitet ist, aber ähnliche Indikationen hat, werden kurze Impulse mit hoher Intensität verabreicht. Diese Therapie hat eine gute Tiefenwirkung. Ein Vorteil ist, dass Metallimplantate keine Gegenanzeige darstellen, wohl aber implantierte elektronische Geräte wie zum Beispiel Herzschrittmacher.

Diathermie-Verfahren

Zu den Diathermie-Verfahren gehören Kurzwelle, Dezimeterwelle, Mikrowelle und Ultraschall. Alle führen sie zu unmittelbaren Erwärmungen in der Tiefe. Die Erwärmung kommt physikalisch durch Energieumwandlung zustande. Die Wärmeverteilung in unterschiedlichen Gewebetiefen unterscheidet sich. Über sogenannte »athermische Effekte« gibt es keine sicheren Erkenntnisse.

Das Prinzip dieser Therapieverfahren ist Ihnen wahrscheinlich durch die Mikrowelle in der Küche bekannt. In Abhängigkeit vom Wassergehalt erwärmen elektromagnetische Wellen im Gegensatz zum Kochen auf dem Herd die Speisen »von innen«. Die Therapie mit diesen Verfahren erfolgt in Physiotherapie-Abteilungen und ist nicht für zu Hause gedacht.

Die Kurzwellentherapie ist die heute am häufigsten genutzte Methode aus diesem Bereich. Dabei kommt eine Frequenz von 27,12 MHz zur Anwendung. Es gibt verschiedene Methoden der Kurzwellentherapie, die sich durch die Wärmeverteilung im Gewebe unterscheiden. Man kennt die sogenannte Kondensatorfeldmethode, bei der das Behandlungsgebiet zwischen zwei Plattenelektroden liegt, und die Wirbelstrommethode. Dabei sind beide Elektroden in einer sogenannten Monode vereint. Die Kondensatorfeldmethode hat eine umso größere Tiefenwirkung, je größer der Abstand zwischen Elektroden und Haut ist. Die Dosierung kann sowohl nach subjektiven Kriterien als auch objektiv erfolgen. Nach dem Arzt Schliephake differenziert man seit den 1930er-Jahren nach subjektivem Wärmeempfinden in Schliephake I (kein Wärmeempfinden), Schliephake II (Wärme gerade spürbar), III (angenehm warm) und IV (heiß). Meist wird Schliephake II oder III verordnet, bei ganz akuten Prozessen auch »Schliephake I«. Die Dauer der Anwendung beträgt 20 bis 30 Minuten, meist wird 2- bis 3-mal pro Woche behandelt. Die objektiven Dosierungsangaben erfolgen in Watt. Das macht Sinn, um Überdosierungen, zum Beispiel bei Empfindungsstörungen, bei denen die Wärme nicht richtig verspürt wird, zu vermeiden.

Die Dezimeterwellentherapie arbeitet mit kürzeren Wellenlängen und besitzt eine große Tiefenwirkung. Oberflächliche Schichten der Gewebe werden nur gering erwärmt. Das hat zur Folge, dass die dort sitzenden Wärmerezeptoren nur wenig gereizt werden. Die empfundene Wärmebelastung ist daher gering. Will man gezielt nur in der Tiefe Wärme erzeugen, kann das von Vorteil sein. Allerdings kann dabei aber auch ein wichtiges Warnsignal bei Überdosierung fehlen. Daher müssen die Physiotherapeutinnen und Physiotherapeuten besonders präzise auf die objektive Dosierung in Watt und die Behandlungszeit achten.

Die Mikrowellentherapie hat die kürzeste Wellenlänge der hier vorgestellten Methoden mit einer Frequenz von 2450 MHz. Die Wärmeverteilung ähnelt dem Wärmeverteilungsspektrum der Wirbelstromtherapie bei der Kurzwellenbehandlung. Eine Besonderheit der Mikrowellenbehandlung ist, dass Vorsicht bei der Behandlung im Gesicht geboten ist. Hier könnte es durch die begrenzte Geometrie des Augapfels zu einer Überwärmung des Auges und nachfolgender Linsentrübung kommen. Daher sind für Mikrowellenbehandlungen besonders am Kopf spezielle Schutzbrillen mit einem Drahtgitter entwickelt worden. Auch außerhalb der Physikalischen Medizin wird die Mikrowelle eingesetzt – zum Beispiel in der Tumorchirurgie, wo intraoperativ mittels einer Mikrowellensonde gezielt Lebermetastasen zerstört werden können.

Ultraschall kennen Sie sicher als diagnostische Methode zur Darstellung innerer Organe. Noch älter ist aber seine Anwendung in der Physikalischen Medizin zu Therapiezwecken. Dabei wird mittels eines elektrischen Impulsstromes von 800 bis 3 000 kHz eine mechanische Schwingung erzeugt. Für den therapeutisch genutzten Ultraschall kommen andere Frequenzen zum Einsatz als in der Diagnostik. Die Funktionsweise können Sie leicht verstehen, wenn Sie noch alte Abtaster von Schallplatten mit einem Kristall oder ein altes Kristallmikrofon kennen. Hierbei wurde der piezoelektrische Effekt ausgenutzt, das heißt, bei einer Verformung des Kristalls entstanden an seiner Oberfläche elektrische Impulse, die weiterverarbeitet wurden. Beim diagnostischen oder hier interessierenden therapeutischen Ultraschall kommt ein »umgekehrter« piezoelektrischer Effekt zur Anwendung, das heißt, elektrische Wechselströme bringen einen Kristall zum Schwingen. Die vom Schallkopf erzeugte mechanische Schwingung wird dann über ein Ankopplungsmedium (Öl, Gel oder Wasser) auf die Haut übertragen und in die Tiefe fortgeleitet.

Wirkung des Ultraschalls: Neben einer »Mikromassage« ist die Wärmewirkung von Bedeutung. Im Gegensatz zu anderen Verfahren kommt es zu einer Erwärmung an sogenannten »Grenzflächen« wie Muskelfaszie, Gelenkkapsel oder Knochenhaut, da der Ultraschall dort reflektiert wird. Das ist besonders dann von Bedeutung, wenn zum Beispiel bei Entzündungsprozessen keine allgemeine Überwärmung gewünscht ist. Auch der Ultraschall lässt sich sehr differenziert anwenden. Je nach Verlauf eines Krankheitsprozesses kann man in der Intensität variieren, die Behandlungszeit, das Behandlungsintervall und die Häufigkeit der Anwendung in einer Serie verändern. Leider wird auf diese Möglichkeiten in der Praxis oft verzichtet.

Anwendungsgebiete des Ultraschalls: Meist wird Ultraschall bei Arthrosen (Gelenkabnutzungen) zur Schmerzlinderung sowie Entzündungshemmung und Beweglichkeitsverbesserung eingesetzt. Eine relativ neue Anwendung außerhalb der Physiotherapie und außerhalb der Diagnostik ist der fokussierte Ultraschall zur gezielten Erwärmung isolierter Gewebsstrukturen. Ohne operativen Eingriff kann ein gebündelter Ultraschall, zum Beispiel beim Morbus Parkinson (Zitterlähmung), geschädigte Gehirnzellen im Hypothalamus ausschalten, die das Zittern verursachen. Dabei wird den Betroffenen unter MRT-Kontrolle eine helmartige Konstruktion mit über 1000 kleinen Ultraschallquellen am Kopf angelegt.

Sauna

Bei Sauna denken viele an »Wellness«. Dabei hat sie auch viele gesundheitlich positive Wirkungen, die durch den Kaltreiz am Ende des Saunagangs verstärkt werden.

In Deutschland erfreut sich die Sauna zunehmender Beliebtheit. Es gibt heute eine Vielzahl unterschiedlicher Wärmekabinen, die für sich die Bezeichnung »Sauna« in Anspruch nehmen, da der Begriff rechtlich nicht geschützt ist. Die Heimat der Sauna ist Finnland und so beziehe ich mich, wenn nicht anders angegeben, auf die »finnische Sauna«.

Man schätzt, dass 30 bis 40 Millionen Deutsche mehr oder weniger regelmäßig die Sauna nutzen. In der Tradition der Kneipp-Therapie wurde die Sauna nicht zur Hydrotherapie gezählt, da Kneipp und auch Prießnitz die Sauna praktisch nicht kannten, denn sie war vor 150 Jahren bei uns noch nicht sehr verbreitet. Inzwischen gehört die Sauna aber untrennbar zur Hydro- und Thermotherapie.

Typisch für die Sauna ist, dass sie einen Wechselreiz zwischen Hitze und Kälte darstellt. Ohne Kaltreiz, der auf unterschiedliche Art und Weise gehandhabt werden kann, erzielt man viele nachhaltigen Effekte nicht. Leider wird oft von ärztlicher Seite aus Vorsicht und Unkenntnis vielen Menschen, denen die Sauna gesundheitlich nutzen könnte, von der Benutzung abgeraten, weil die Belastungen durch die Warm- und Kaltreize oft deutlich überschätzt werden. Dabei ist die Herzbelastung eher moderat und beträgt etwa 60 bis 70 Watt, was auch viele Herzpatienten schaffen. Allerdings gelten speziell für das Tauchbad auch Gegenanzeigen, zum Beispiel Bluthochdruck, der ansonsten bei nicht zu extremen Werten ein guter Grund ist, die Sauna zu besuchen.

Besonderheiten des Saunaklimas

Hinsichtlich des in der Sauna herrschenden Klimas gibt es viele Vorurteile – von »anstrengend, weil zu feucht« bis »sehr trocken und heiß«. Zum Teil resultiert das aus Schwierigkeiten, zum Beispiel bei der Ermittlung der Luftfeuchtigkeit. Bei der Sauna haben wir es mit einem künstlich geschaffenen Klima in einem geschlossenen Raum zu tun. Dabei kann man noch zwischen »innerem« und »äußerem« Saunaklima unterscheiden. Das »innere« Saunaklima beschreibt die Verhältnisse in der stets aus Holz gebauten Saunakabine, das »äußere« Klima betrifft den Abkühlraum mit durchschnittlich 18 bis 20 °C und gegebenenfalls die Freiluftanlage.

Beginnen wir mit dem offensichtlichsten Faktor, der Temperatur. In einer typischen Sauna herrschen unter der Decke 100 °C Lufttemperatur. Üblicherweise wird die Temperatur 20 cm unterhalb der Decke gemessen, dort beträgt die Temperatur 90 °C. Zwischen Decke und Fußboden besteht eine deutliche Temperaturdifferenz, da sich warme Luft ausdehnt und nach oben steigt. So haben wir am Fußboden nur 40 °C, auf der mittleren von drei Bänken etwa 60 °C und auf der obersten Bank rund 70 °C. Das bietet einerseits gute Voraussetzungen für unterschiedliche Dosierungen der Sauna, andererseits ist ein aufrecht sitzender Mensch zwischen Kopf und Füßen einer erheblichen Temperaturdifferenz ausgesetzt. Für viele ist das ein Grund, eine Nutzung der Sauna im Liegen zu bevorzugen.

Im Übrigen ist auf eine weitere Besonderheit der Temperaturverhältnisse in der Sauna zu achten. Die erhitzte Luft dehnt sich aus und hat daher pro Volumeneinheit weniger Sauerstoffmoleküle als kalte Luft. Der Luftdruck entspricht aber dem der Umgebung, sodass es falsch wäre, hier von Änderungen des Sauerstoffpartialdrucks wie in großer Höhe im Hochgebirge zu sprechen. Durch die »dünnere« Luft in der Sauna befördert man aber mit jedem Atemzug weniger Sauerstoff in die Lunge als bei üblichen Temperaturen. Das ist einer der Gründe dafür, weshalb von körperlichen Anstrengungen in der Sauna dringend abgeraten wird, denn die Sauerstoffversorgung der Organe kann unzureichend werden. In Ruhe ist die Sauerstoffversorgung aber ausreichend und die Atmung wird in der Sauna kaum beeinflusst.

Wärmeübertragung in der Sauna

In der Sauna gelangt die Wärme auf vier Wegen in den Körper:

Die Wärmeleitung (Konduktion): Voraussetzung für diese Art der Wärmeübertragung ist die Berührung von Materialien mit unterschiedlichen Temperaturen.

Wärmere Stoffe geben ihre Wärme an kältere ab. Wärmer als die Haut können die umgebende Luft oder zum Beispiel die erhitzten Sitzflächen in der Sauna sein, die die Wärme durch das Handtuch hindurch an den Körper weitergeben.

Die Wärmemitführung (Konvektion): Allgemein versteht man darunter, dass Wärme über strömende Flüssigkeiten oder Gase transportiert wird. In unserem Körper ist die Wärmeübertragung durch das Blut der wichtigste Mechanismus. Dabei wird zum Beispiel die durch Muskelarbeit gebildete Wärme zur Haut hin transportiert. Normalerweise wird überschüssige Wärme des Körpers durch den Luftstrom abtransportiert. In der Sauna haben wir jedoch andere, gegensätzliche Verhältnisse. Die erhitzte Luft gelangt an die Haut, wird aufgenommen und über den Blutstrom ins Körperinnere transportiert. Begrenzt wird der Vorgang durch eine Haftschicht von Luft auf der Haut, die isolierend wirkt. Außerdem wird heiße Luft eingeatmet, dabei aber schon von den Schleimhäuten des Nasen-Rachen-Raums gekühlt.

Die Wärmestrahlung geht von erhitzten Oberflächen wie dem Saunaofen, den Wänden, der Decke und den Sitzflächen aus. Trifft die Strahlung auf die Oberfläche eines festen Körpers oder einer Flüssigkeit, wird dort wiederum Wärme erzeugt. Das erfolgt unabhängig von der Temperatur der umgebenden Luft. Normalerweise strahlt unsere Haut Wärme ab, da sie wärmer als die umgebenden Flächen ist. In der Sauna nimmt der menschliche Körper dagegen durch die Wärmestrahlung der erhitzten Flächen Wärme auf. Praktisch kann man die »Reife« einer Sauna nicht nur anhand der Lufttemperatur beurteilen, sondern die Sauna muss vor ihrer Nutzung etwa 1½ bis 2 Stunden »angeheizt« werden.

Der Niederschlag von Wasser als Gegenstück zur Verdunstung: Durch Verdunstung von Schweiß wird der Körper in der Sauna am effektivsten gekühlt, durch die Kondensation von Wasser erwärmt. Besonders offensichtlich ist die Kondensation beim Aufguss. Viele meinen, beim Aufguss besonders gut schwitzen zu können. Das ist nur bedingt richtig, denn die Hälfte des Wassers auf der Hautoberfläche stammt aus der Kondensation des Aufgusswassers. Außerdem verdunstet der Schweiß durch die beim Aufguss erhöhte Luftfeuchtigkeit schlechter. Der Aufguss stellt also eine erhebliche Wärmebelastung des Körpers mit Beanspruchung des Kreislaufs dar. Er wird zwar von vielen geschätzt, aber nicht von allen vertragen.

Die Wärmeabgabe in der Abkühlungsphase nach dem Aufenthalt in der Saunakabine erfolgt dann infolge der niedrigeren Umgebungstemperaturen durch Leitung und Strahlung sowie insbesondere bei den Kaltwasserprozeduren ebenfalls durch Konvektion.

Viele Vorurteile: Sauna und Luftfeuchtigkeit

In unserer Umgebungsluft ist stets Wasserdampf enthalten, meist unsichtbar. Die daraus resultierende Luftfeuchtigkeit ist für Wirkung und Verträglichkeit der Sauna ebenso wichtig wie die Temperatur. Eine zu hohe Luftfeuchtigkeit behindert die Verdunstung des Schweißes und wird daher als unangenehm empfunden. Das Problem ist aber schon die richtige Messung der Luftfeuchtigkeit, da man zwischen absoluter Feuchtigkeit (Gramm Wasser je Kubikmeter Luft) und relativer Feuchtigkeit, die angibt, wie viel Prozent der maximal aufnehmbaren Feuchtigkeit herrschen, unterscheiden muss. Die relative Feuchtigkeit ist temperaturabhängig. Warme Luft kann mehr Wasserdampf aufnehmen – in der Sauna herrschen aber zwischen Fußboden und Decke erhebliche Temperaturunterschiede. Übliche Hygrometer messen in aller Regel die relative Luftfeuchtigkeit. Bei 100 Prozent würde es zur Kondensation der Luftfeuchtigkeit und damit zu sichtbarem Nebel bzw. Tröpfchen kommen.

Gut verträglich ist eine absolute Luftfeuchtigkeit von 10 bis 30 g/m^3, das entspricht bei 100 °C unter der Decke einer relativen Feuchte von 2 bis 5 Prozent, bei 70 °C auf der oberen Bank 5 bis 15 Prozent und bei 40 °C am Boden 20 bis 60 Prozent.[22] Durch das Schwitzen erhöht sich insbesondere bei einer hohen Anzahl von Saunabesuchern die Luftfeuchtigkeit. Eine gute Lüftung der Sauna ist daher unumgänglich, um das Schwitzen und das Wohlbefinden nicht zu beeinträchtigen.

Heiß geliebt: der Aufguss

Aus medizinischer Sicht ist ein Aufguss zwar nicht nötig, um erwünschte gesundheitliche Effekte zu erzielen. Er ist jedoch zunehmend zum wohl bedeutsamsten Teil des Events »Sauna« geworden und wird von vielen Saunameistern wie eine Show zelebriert, sodass es dafür inzwischen sogar Meisterschaften gibt. Daher möchte ich auf die Einzelheiten dieser Prozedur etwas näher eingehen.

Auf einem heute typischen elektrischen Saunaofen befindet sich eine größere Anzahl von Natursteinen, die für einen Aufguss genutzt werden. Nicht jede Gesteinsart eignet sich dafür, denn die Steine müssen zwischen 300 und 450 °C aushalten und dürfen beim Kontakt mit kaltem Wasser nicht platzen. Bei mit Holz geheizten Öfen werden sie sogar manchmal bis zur Rotglut erhitzt.[23] Gut geeignet sind sogenannte dunkle Tiefengesteine, zum Beispiel Peridotit. In Finnland nennt man den Aufguss »löylö«, was man mit »Gluthauch« übersetzen kann. Das kommt durch den schlagartig erhöhten Wassergehalt der Luft zustande, der das Schwitzen behindert. Die gestiegene Luftfeuchtigkeit erhöht physikalisch auch den Taupunkt der Luft, sodass der Wasserdampf in der Luft bei höheren Temperaturen kondensiert. Dadurch kommt es zum Niederschlag von Wasser auf der Haut. Das Wasser gibt seine gespeicherte Energie frei, was mit einem stoßartigen Einstrom von Wärme in den Körper verbunden ist. Die Wedelprozeduren der Saunameister bringen zudem die normalerweise vorhandene dünne Haftschicht der Luft auf der Haut zum Verschwinden, sodass der Wärmereiz noch intensiver wirkt. Wird in Deutschland vorwiegend mit Tüchern gewedelt, so dienen in Finnland Birkenzweige dem gleichen Zweck, mit denen man auch die Haut beklopft. Da aber oft nicht genügend Birkengrün zur Verfügung steht und zudem Sauberkeits- und hygienische Probleme (Verspritzen von Schweiß) entstehen, ist der Gebrauch von Birkengrün bei uns eher selten. Die Hälfte des Wassers auf der Haut nach einem Aufguss ist also Kondenswasser und kein Schweiß.

Beim Aufguss ist die Dosis entscheidend. Es wird empfohlen, pro Kubikmeter Luft in der Saunakabine 15 Gramm Wasser für einen Aufguss zu nutzen. Es gibt aber Bestrebungen, mehr Wasser für die Aufgüsse zu verwenden. Größere Mengen machen das Klima in der Sauna durch den Hitzereiz aber teilweise unerträglich, sodass dann manche Saunagäste fluchtartig die Saunakabine verlassen oder sich auf den Fußboden hocken. Aufgüsse müssen angekündigt und möglichst immer zur selben Zeit, zum Beispiel alle 30 oder 60 Minuten durchgeführt werden, damit sich die Saunanutzer darauf einstellen können. Es muss gewährleistet sein, dass man die Saunakabine jederzeit verlassen kann. Kreislauflabile Menschen sollten auf den Aufguss verzichten. In der Regel dauert die Prozedur des Aufgusses 10 Minuten, manchmal auch etwas länger.

Aufgüsse erfolgen nicht mit reinem Wasser, sondern mit Zusätzen. Beispiele sind Eukalyptus, Fichtennadel, Minze, Kamille und ähnliche ätherische Öle. Dafür hat sich inzwischen eine ganze Industrie herausgebildet, die zum Beispiel mit »naturreinen Ölen« wirbt. Sicher können derartige Zusätze eine Wirkung entfalten, die im Einzelnen aber noch nicht zweifelsfrei belegt ist. Antimikrobielle (gegen Krankheitserreger gerichtete), schmerzlindernde und antientzündliche Effekte wurden beschrieben.[24] Wahrscheinlich ist auch eine Wirkung auf die Psyche. Da eine anatomisch enge Verbindung zwischen den Nasenschleimhäuten und dem Gehirn besteht, ist eine Wirkung auf das Zentralnervensystem denkbar. Je nach Mittel kann man auch Wirkungen auf die Atemwege voraussetzen. Schon das Ritual des Aufgusses mit seinen Showeinlagen beim Wedeln trägt sicher zu einem nicht unerheblichen Teil der Wohlfühlatmosphäre bei.

Bei Kindern sind derartige Zusätze aber tabu, denn ihr Atemsystem kann sehr sensibel reagieren – bis hin zum Asthmaanfall oder zu allergischen Reaktionen. Auch erwachsene Allergiker sollten vorsichtig sein. Wichtig ist die richtige Handhabung der ätherischen Öle, unverdünnt können sie verpuffen und Feuer auslösen. Die Empfehlungen des Herstellers sollten strikt beachtet werden. Andere Zusätze wie Alkohol sollten vermieden werden, unverdünnter Schnaps ist übrigens brennbar, seine Nutzung zum Aufguss ist daher lebensgefährlich. Mitunter wird als besondere Attraktion auch ein Eisaufguss angeboten, der über längere Zeit Dampf erzeugt. Ist das Eis mit ätherischen Ölen versetzt, sollen diese intensiver wirken. Ansonsten bieten die Eisaufgüsse keine Vorteile.

Empfehlungen zum Ablauf der Sauna

Ein Saunabesuch soll Spaß machen, darum sollten Regeln nicht zu sehr einengen. Dennoch sollten Sie einige Grundsätze kennen, damit Sie sich nicht überfordern, Ihr Verhalten an einen gesundheitsfördernden Ablauf anpassen und in öffentlichen Saunen Konflikte vermeiden können.

Vor dem Saunabesuch

Gehen Sie weder hungrig noch mit überfülltem Magen in die Sauna. Hunger lenkt die Gedanken zu sehr auf Essen und bei entsprechender Veranlagung kann eine Unterzuckerung gefördert werden, weil die Sauna den Blutzuckerspiegel senkt. Das betrifft besonders Menschen, deren Diabetes medikamentös behandelt wird. Ein zu voller Magen führt dagegen zur Blutumverlagerung in den Magen-Darm-Trakt, da dieser dann Schwerarbeit leisten muss. Das kann wiederum Kreislaufregulationsstörungen und die Gefahr eines Kollapses begünstigen. In der Wärme der Sauna wird nämlich zusätzlich Blut in die Haut verlagert, was einen Blutmangel im Gehirn begünstigen kann.

Gefährliche Saunagebräuche

Damit der Besuch der Sauna zu etwas Besonderem wird, gibt es in öffentlichen Saunas häufig Events. Sie können von harmlos und ganz nett bis zu sinnlos und sogar gefährlich reichen. Gefährlich sind zum Beispiel Aufgüsse mit Spirituosen (unverdünnt besteht Feuergefahr!). Sekt oder andere alkoholhaltige Getränke können in Kombination mit der Hitze zu Kreislaufproblemen führen. Schokoladen-Einreibungen und insbesondere Salzabreibungen könnte man vielleicht im Sinne eines sanften Peelings rechtfertigen. Fühlen Sie sich nicht als Spaßverderber, wenn Sie mögliche Gefährdungen erkennen und versuchen, sie abzustellen.

Trinken Sie aus demselben Grund weder vor der Sauna noch währenddessen Alkohol. Außerdem behindert Alkohol durch seine blutgefäßweitstellende Wirkung eine adäquate Reaktion auf die Warm- und Kaltreize. Wenn Ihnen also der Sinn nach einem kühlen Bier oder einem Glas Wein steht, dann bitte ganz am Schluss nach der letzten Ruhephase, sofern Sie danach kein Fahrzeug führen wollen.

Das sollten Sie zur Sauna mitbringen

Es mag banal klingen, aber um eine Sauna entspannt genießen zu können, ist Zeit ein wichtiger Faktor. Planen Sie zwei bis drei Stunden ein.

Außer Zeit brauchen Sie:

- Liegetuch
- zwei möglichst unterschiedlich gekennzeichnete Handtücher (für verschiedene Körperregionen)
- Badesandalen
- Shampoo und Seife
- Bademantel (kann, muss aber nicht)
- Föhn bei Bedarf (besonders wenn Sie lange Haare haben)

Ob ein Bikini oder eine Badehose erforderlich ist, hängt maßgeblich vom Land ab, in dem Sie in die Sauna gehen. In Deutschland ist es – anders als in vielen Ländern – üblich, die Sauna nackt zu besuchen, wenngleich auch »Textilsaunen« wieder Verbreitung finden.

In Wellness-Hotels und anderen Einrichtungen werden oft Handtücher, Bademantel und Badeschlappen zur Verfügung gestellt.

Wärmephase des Saunabades

Bevor Sie in die Sauna gehen, sollten Sie auf die Toilette gehen und eine Reinigungsdusche benutzen. Trocknen Sie sich nach dem Duschen gut ab, da Wasser auf der Haut das Schwitzen behindert.

Achten Sie darauf, dass Sie vor Betreten der Sauna gut durchgewärmt sind, also keine kalten Hände oder Füße haben. Das kann zu Fehlregulationen führen und mitunter werden Sie dann in der Sauna nicht richtig warm. Bei Bedarf bietet sich vor dem Saunabesuch ein warmes Fußbad an.

Zwar nutzt man in Deutschland die Sauna meist nackt, bis zum Betreten der Saunakabine ist es jedoch sinnvoll, Badeschlappen zu verwenden. Denn auch bei gründlicher Reinigung des Fußbodens besteht die Gefahr einer Fußpilzinfektion, die sich in Feuchtbereichen wie in einer Saunaanlage nicht ganz vermeiden lässt. Anfällig für Fußpilzinfektionen sind besonders »Fußkranke«. Das sind Menschen mit einem Diabetes, Durchblutungsstörungen an den Beinen, einem Lymphödem, Schweißfüßen, aber auch mit orthopädischen Fußproblemen.

Unmittelbar nach Betreten der Sauna werden Sie von einer Hitzewelle empfangen, die schon nach kurzer Zeit ein »erstes Schwitzen« provoziert. Noch vor dem Schwitzen kommt es aber bei vielen im wahrsten Sinne des Wortes zu einer »paradoxen Reaktion«, denn es kann ein kurzfristiges Frösteln mit »Gänsehaut« auftreten. Kaltrezeptoren werden bei über 40 bis 41 °C vorübergehend wieder aktiv.

Der erste Schweiß verdunstet schnell, nach wenigen Minuten ist die Schweißproduktion aber so stark, dass der Schweiß in Tropfen von der Haut perlt. Unerfahrene sollten bei den ersten Saunabesuchen die untere Bank benutzen, später empfiehlt sich die zweite oder dritte Bank.

Aus hygienischen Gründen sollten Sie ein Liegetuch bzw. Handtuch unter den Körper bzw. die Füße legen. Ein weiterer Effekt ist, dass Sie damit zu intensive Hitzeeinwirkungen durch das Holz der Bänke vermeiden.

In der Sauna verhalten Sie sich bitte ruhig. Vermeiden Sie zusätzliche Muskelarbeit.

Sitzen oder Liegen? Diese Frage wird ebenfalls mit viel Leidenschaft diskutiert. Für beides gibt es Argumente und Gegenargumente. Liegen mit erhöht gelagertem Kopf führt dazu, dass die Wärme gleichmäßig auf den Körper einwirkt. Beim Sitzen ist die Temperaturdifferenz zwischen Kopf und Unterschenkeln recht groß und das Blut kann in den Beinen »versacken«. Auf jeden Fall sollten Sie sich die letzten zwei Minuten vor Verlassen der Sauna aufsetzen, weil es sonst beim Aufstehen zu einem starken Blutdruckabfall mit Kreislaufproblemen kommen kann. Aus dem gleichen Grund bleiben Sie bis zu den Abkühlungsmaßnahmen nicht länger stehen und lassen Sie sich nicht in ein Gespräch verwickeln.

Die Aufenthaltsdauer richtet sich nach der individuellen Verträglichkeit. Als Regel werden 8 bis 15 Minuten angegeben. Die tolerierte Dauer des Aufenthaltes kann man auch durch langjährige Gewöhnung nicht viel ausdehnen. Lassen Sie sich daher nicht von falschem Ehrgeiz leiten und bleiben Sie nur so lange in der Sauna, wie es Ihnen angenehm ist. Zeitlich sollten Sie den Ablauf so planen, dass Sie bei den Aufgüssen entweder mit einem Zeitpuffer in der Saunakabine sitzen oder sie vorher verlassen können. »Saunameisterschaften«, wie sie vor einigen Jahren auch in Deutschland noch veranstaltet wurden und bei denen es darauf ankam, bei alle fünf Minuten erfolgten Aufgüssen möglichst lange in der Sauna zu bleiben, sind lebensgefährlich und strikt abzulehnen. Es ist dabei auch zu Todesfällen gekommen. Manch ein Teilnehmer hatte auch versucht, die Schmerzen der verbrennenden Haut durch vorbeugende Einnahme von Schmerzmedikamenten zu unterdrücken.

Abkühlung und Ruhephasen

Nach dem Verlassen der Saunakabine erfolgen Abkühlungsprozeduren, ohne die sich kein vollwertiger Saunaeffekt einstellt. Dazu gehören ein Umhergehen an frischer Luft, je nach Gegebenheiten auch im Freien sowie eventuell ein Wälzen im Schnee und natürlich das Abkühlen mit Leitungswasser, das meist eine Temperatur von 12 bis 15 °C hat. Der Gebrauch einer warmen Dusche ist hier tabu, denn dann wird das Gefäßspiel nicht geübt.

Die Art der Anwendung von kaltem Wasser ist auf sehr unterschiedliche Weise möglich. Verbreitet und empfehlenswert ist der Kneipp'sche Guss (Seite 36) ohne Druck, beginnend an den Beinen, dann den Armen und zum Schluss am Rumpf und eventuell im Gesicht. Außerdem gibt es meist unterschiedliche Arten von Duschen, Kapellenbrausen, Eckduschen, Schwallbrausen, Eimer zum Abgießen und anderes.

In öffentlichen Bädern ist ein Tauchbecken vorhanden, das bestimmte hygienische Anforderungen wie zum Beispiel einen ständigen Zulauf von Frischwasser erfüllen muss. Oft sieht man die Saunagäste in das Tauchbecken springen, was jedoch für empfindliche Menschen nicht zu empfehlen ist, denn im Gesicht sitzen die meisten Kaltmelder und es kann zu Fehlreaktionen kommen. Mit dem Kopf sollte man also im Zweifelsfall nicht untertauchen. Für Herzkranke, insbesondere Menschen mit Bluthochdruck, verbietet sich wegen der Herzbelastung und des starken Blutdruckanstiegs im Wasser die Benutzung des Tauchbeckens. Diese Kreislaufreaktion kommt zum einen durch die Heftigkeit des plötzlichen Kaltreizes zustande, ein anderer Grund ist der »hydrostatische Druck« des Wassers. Das bedeutet, dass durch den Wasserdruck Blut aus den Beinen in den Rumpfbereich verlagert wird und dadurch das Herz belastet wird. Bevor Sie in das Tauchbecken gehen, sollten Sie den Schweiß durch Kaltwasserduschen oder Güsse gründlich abspülen. Generell sollten Sie den Aufenthalt im Tauchbecken auf wenige Sekunden begrenzen, was aber reflektorisch von den meisten Menschen eingehalten wird.

Vielfach wird empfohlen, nach den Kaltanwendungen ein knöchelhohes warmes Fußbad von etwa 40 °C zu nutzen, um die reflektorisch wieder erfolgende Weitstellung der Blutgefäße, die reaktive Hyperämie, zu unterstützen. Wenn Sie sich nicht schnell wiedererwärmen, sollten Sie diesem Rat unbedingt folgen. Die Weitstellung der Blutgefäße ist eine der Voraussetzungen, um die im Körper gespeicherte Wärme wieder loszuwerden.

Die Abkühlungsmaßnahmen dauern einschließlich der sich anschließenden Ruhepause ungefähr so lange wie die Wärmephase in der Saunakabine, also etwa 15 Minuten. Nach der Ruhe, optimal im Liegeraum, können Sie gut abgetrocknet ein zweites und gegebenenfalls ein drittes Mal die Saunakabine aufsuchen.

Nach dem letzten Saunagang ist eine abschließende Ruhephase von 15 bis 20 Minuten aus medizinischer Sicht auf jeden Fall sehr zu empfehlen, denn in dieser Zeit schaltet das vegetative Nervensystem auf Ruhe und Erholung, also einen »Schongang«, um.

Die Struktur moderner Wellnessanlagen lädt zum Schluss zu einem Besuch der Gastronomie ein. Hier kann man seinen Saunabesuch ausklingen lassen und seinen Durst löschen. Nur nierenkranken oder zu Blasen- oder Nierensteinen neigenden Menschen wird empfohlen, zwischen den Saunagängen zu trinken. »Elektrolytersatz« ist unnötig, da die ausgeschwitzten Mengen an Blutsalzen zu gering sind. Bevorzugen Sie alkoholfreie Getränke, da Alkohol die gerade geübten Blutgefäßreaktionen auf Wärme und Kälte stört.

Wie oft sollte man in die Sauna gehen?

In Deutschland lautete bisher die Empfehlung, dass ein 1- bis 2-mal wöchentlicher Saunabesuch sinnvoll und ausreichend sei. Noch häufigeres Nutzen der Sauna könnte auch zu Reizüberflutungen, zum Beispiel mit Schlafstörungen, führen. Der Finne Laukkanen und andere Saunaforscher aus Finnland stellten jedoch seit 2015 wiederholt Statistiken vor, wonach die Häufigkeit des Saunabesuchs pro Woche und der plötzliche Herztod signifikant negativ korrelierten. Häufiger Saunabesuch würde also einen gewissen Schutz vor einem plötzlichen Herztod oder Herzinfarkt bedeuten. Zwischen 1994 und 2011 wurden 2315 Männer im mittleren Alter in die Untersuchung einbezogen. Das Risiko für Herzattacken sank bei 2- bis 3-mal wöchentlichem Saunabesuch um 23 Prozent, bei 7-mal pro Woche um 48 Prozent.[25]

Es kann allerdings auch sein, dass fittere und gesündere Männer häufiger in die Sauna gingen, sodass kein ursächlicher Zusammenhang zwischen der Häufigkeit des Saunabesuchs und der Erkrankungshäufigkeit bestehen muss. Außerdem unterschieden sich die Gruppen in etlichen relevanten Parametern wie Bewegung, Ernährung oder auch der Anteil von Eigenheimen, bei denen ein Saunabeuch unkomplizierter möglich ist.

Im britischen »Journal of Applied Physiology« werden ähnliche Ergebnisse referiert. Hier wird berichtet, dass 3-mal wöchentliche Saunabesuche mit jeweils mindestens insgesamt 30 Minuten Saunaaufenthalt genauso effektiv seien wie sportliche Betätigung mit niedriger bis mittlerer Intensität. Das Risiko für einen Diabetes Typ 2, Demenz und Herzerkrankungen würde ebenfalls sinken. Somit könnte täglicher Saunabesuch eine Option für Menschen sein, die keinen Sport ausüben können. Bei allen übrigen

Betroffenen sollte die Sauna eine Ergänzung zum Training sein.[26]

Kombinationen der Sauna mit anderen Maßnahmen

In den letzten Jahrzehnten nimmt der Trend zu, einen Besuch der Sauna als Event zu betrachten und ihn mit vielen anderen Maßnahmen zu kombinieren. Manches davon ist sinnvoll, anderes sollten Sie hinterfragen.

Sonnenbank

Weit verbreitet ist die Nutzung einer Sonnenbank im Zusammenhang mit einem Saunabesuch. Als positive Effekte werden eine Bräunung der Haut und die Stimulation der Vitamin-D-Produktion angestrebt. Letztere ist wegen der überwiegend langwelligen UV-A-Strahlen bei Solarien jedoch geringer ausgeprägt als bei natürlicher Sonnenstrahlung. Allerdings werden skeptische Meinungen besonders von Seiten der Hautärzte in den letzten Jahren immer lauter, da der übermäßige Einfluss von UV-Strahlen sowohl von der Sonne als auch künstlich erzeugter UV-Strahlen im Solarium zu Hautschäden, vorzeitiger Hautalterung bis hin zu Hautkrebs führen kann. Um das möglichst zu vermeiden, sollten Sie sich individuell beraten lassen. Dazu müssen die Sonnenstudios zertifiziert sein. Letztlich muss das jeder für sich selbst entscheiden.

Leider sehen viele Ablaufpläne in Saunaanlagen vor, dass man die Sonnenbank als letzte Maßnahme nach dem Besuch der Sauna empfiehlt. Medizinisch gesehen wäre jedoch eine Nutzung der Sonnenbank am Anfang sinnvoller, da nach der Sauna die Haut gut durchgefeuchtet ist und der UV-Schutz durch die sogenannte »Lichtschwiele« der Haut in unkalkulierbarer Weise verringert ist. Die nach dem Hauttyp ermittelten Obergrenzen der Besonnungszeiten haben daher nach der Sauna kaum noch Gültigkeit, eine Überdosierung kann leicht erfolgen.

Wellness-Massagen

Auch Massagen erfreuen sich einer großen Beliebtheit. Ursprünglich kamen sie vorwiegend bei Kranken, aber auch schon immer bei Sportlerinnen und Sportlern zum Einsatz und wurden von ausgebildeten Masseurinnen und Physiotherapeuten ausgeführt. Das Wesen der Massage besteht im Wechselspiel zwischen Tasten eines Befundes und gezieltem Behandeln.

In den letzten Jahren beobachtet man einen Trend hin zu Wellness-Massagen, die von medizinischen Laien ausgeführt werden. Ein Grund dürfte die seltenere Verordnung durch Ärztinnen und Ärzte infolge von Reglementierungen im Gesundheitswesen zur Reduzierung von Kosten sein. Eine Wellness-Massage muss jeder selbst bezahlen. Im Gegensatz zur medizinischen Massage dienen

Wellness-Massagen bei Gesunden der allgemeinen Erhöhung des Wohlbefindens und nicht der Behandlung von Krankheiten oder krankhaften Gewebsbefunden. Sie können diese Massagen sowohl vor einer Sauna als auch danach anwenden. Die Abläufe bei wiederholter Anwendung sollten aber möglichst immer gleich sein.

Medizinische Massagen führen ebenso wie Wellness-Massagen auch ohne Sauna zu einer Überwärmung des behandelten Gebietes. Eine der wenigen Ausnahmen ist die Lymphdrainage. Ursache der Erwärmung der Haut und gegebenenfalls auch tieferer Strukturen ist aber nicht eine durch Reibung oder ähnliche Manipulationen erzeugte Wärme, sondern die Folge einer Reizung von Berührungs- und Druckmeldern (Rezeptoren), die dann über nervale Verschaltungen zum Beispiel im Rückenmark zu einer Weitstellung der kleinen Blutgefäße, der Arteriolen, führt. Die Wärme kommt somit durch die bessere Durchblutung – also eine aktive Hyperämie – zustande, denn das aus dem Körperinneren stammende Blut ist deutlich wärmer als das einer nur gering durchbluteten Haut.

Sauna und Abhärtung

Allgemein akzeptiert ist, dass die Sauna eine der besten Methoden zur »Abhärtung« ist.[27] Meist wird das auf eine geringere Neigung zu grippalen Infekten bezogen. Weder Sport noch viele klassische Interventionen der Medizin, zum Beispiel die Gabe von Immunglobulinen (sofern kein Mangel nachgewiesen wurde), scheinen so effektiv zu wirken wie Warm- und Kaltreize und speziell die Sauna.

Folgende Wirkungswege der Abhärtung konnten beschrieben werden:[28]

- Optimierung des Wärmehaushaltes und bessere Durchblutungsregulation von Haut und Schleimhäuten
- Stabilisierung des vegetativen Nervensystems
- Förderung unspezifischer immunologischer Abwehrmechanismen
- Stärkung der Abwehr von freien Radikalen und damit auch geringere Entzündungsbereitschaft

Wegen der großen Bedeutung der Abhärtung und der zu erwartenden Zunahme von durch Viren verursachten Epidemien – zuletzt durch Coronaviren – werde ich auf die Mechanismen der Abhärtung näher eingehen.

Optimierung von Wärmehaushalt und Durchblutung

Die Saunareize beanspruchen naturgemäß besonders die Thermoregulation. Das in der Saunakabine deutliche Schwitzen dient dem Versuch, die Körperkerntemperatur aufrechtzuerhalten, was aber nicht ganz gelingt, denn die Temperatur steigt auch im Inneren des Körpers um 1 bis 1,5 °C an. Damit die Schweißdrüsen der Haut genügend Wasser und damit

Schweiß absondern können, wird die Haut besser durchblutet. Die Hauttemperatur steigt dabei unmittelbar in der Sauna je nach Ausgangssituation um 10 °C oder mehr. Langfristig verbessert sich die Hautdurchblutung durch Weitstellung der kleinen Blutgefäße ebenfalls. Unter anderem dadurch wird auch schon nach wenigen Wochen das Schwitzen verstärkt. Es hat aber den Anschein, dass dies nur das Schwitzen durch Wärme und nicht das durch Stress und Aufregung ausgelöste Schwitzen betrifft.

Die bessere Hautdurchblutung ist mit einer wärmeren Haut verbunden. Vermutlich ist das der Grund, weshalb langfristig die im Inneren von Rumpf und Schädel gemessene Körperkerntemperatur unabhängig von der Sauna um 1 bis 1,5 °C sinkt, da von der wärmeren Haut mehr Wärme abgegeben wird. Rein statistisch gesehen ist eine geringere Körperkerntemperatur mit einer längeren Lebenserwartung verbunden, weil es durch »geringere Unordnung« seltener zu Brüchen in der Erbsubstanz kommt, was zu einer geringeren Neigung zu Krebserkrankungen führen könnte. Noch wichtiger scheint im Zusammenhang mit der Abhärtung aber zu sein, dass eine warme Haut an Händen und Füßen auch reflektorisch mit einer besseren Durchblutung der Schleimhäute im Nasen-Rachen-Raum bzw. dem Unterleib einhergeht und so eine geringere Anfälligkeit gegen Entzündungen bzw. Infekte erklären würde.

Stabilisierung des vegetativen Nervensystems

Ständiger, besonders psychischer Stress ist mit einem erhöhten Sympathikotonus, also einer vermehrten Aktivität des auf Stressabwehr getrimmten Anteils des vegetativen Nervensystems verbunden. Dies geht wiederum oft mit einer gesteigerten Infektanfälligkeit einher. Tun Sie daher etwas gegen chronischen Stress, wenn es Ihnen möglich ist. Dazu kann auch die Sauna gehören. Regelmäßiger Saunabesuch senkt den Sympathikotonus, damit sinken auch Überreaktionen auf Stress-Situationen sowie Puls und Blutdruck. Im Blut steigen Gegenspieler der Stresshormone, zum Beispiel die sogenannte »Substanz P«, an.

Förderung unspezifischer Abwehrvorgänge

Wiederholt wurde nachgewiesen, dass bei Kindern und Erwachsenen sowohl die Häufigkeit als auch die Schwere grippaler Infekte durch regelmäßigen Saunabesuch abnimmt.[29] Im Hinblick auf die Steigerung der Abwehr von grippalen Infekten scheint die Sauna einem sportlichen Training eindeutig überlegen zu sein. Dennoch gibt es Hinweise, dass das Immunsystem von Sportlern stärker stimulierbar ist als das untrainierter Personen.[30] Allerdings ist die Kreislaufbelastung in der Sauna zu gering, um im Gegensatz zum Sport eine Leistungssteigerung, zum Beispiel des Herzens, zu erwarten.

Eine wesentliche Ursache der geringeren Infektanfälligkeit bei regelmäßigem Saunabesuch ist eine langfristige Beeinflussung immunologischer Prozesse.[31] Dazu gehören unter anderem:

- Erhöhung der örtlichen Immunglobulin-A-Produktion der Mundschleimhäute
- Aktivierung von Killerzellen und anderer Untergruppen der weißen Blutkörperchen
- Steigerung der Interferonkonzentration im Blut

Unmittelbar nach der Sauna können aber auch Teilfunktionen der Abwehr gehemmt werden, was ein immunologischer Grund dafür ist, mit einem bestehenden Infekt die Sauna zu meiden. Somit ist regelmäßiger Saunabesuch optimal zur Vorbeugung, für die Therapie eines Infektes aber nicht geeignet.

Am Beispiel der Grippe-Schutzimpfung konnte gezeigt werden, dass spezifische Abwehrvorgänge wie die Antikörperproduktion durch die Sauna nicht beeinflusst zu werden scheinen.[32] Daher kann eine Schutzimpfung nicht durch die Sauna ersetzt werden. Dennoch hat man während des 2. Weltkrieges in Finnland die Sauna als Hauptmaßnahme zur Vorbeugung von Typhus angesehen.[33]

Sauna und Stärkung von Radikalfängern

Freie Radikale sind bei der Entstehung von vielen Krankheiten beteiligt. Es handelt sich dabei um hochreaktive Moleküle mit einem ungepaarten Elektron an der Oberfläche. Dadurch sind sie instabil und versuchen, anderen Molekülen ein Elektron zu entreißen, um zu einer Stabilität mit zwei Elektronen in der äußeren Hülle zu gelangen. Dabei können sie Kettenreaktionen in Gang setzen, denn es entstehen neue Radikale. Besonders häufig sind Sauerstoff-Radikale.

In bestimmten Mengen sind freie Radikale unentbehrlich, zum Beispiel zur Abtötung krank machender Keime. Zu viele freie Radikale können andererseits Krankheiten verursachen. Im Körper gibt es ein ausgeklügeltes Gleichgewicht zwischen Prozessen, bei denen freie Radikale gebildet werden, und Prozessen, die sie »wegfangen«. Letzteres sind die sogenannten Antioxidantien.

Die Sauna stellt unmittelbar einen kurzfristigen Stress für den Körper dar und es werden vermehrt freie Radikale gebildet. Bei wiederholtem Saunabesuch werden jedoch die Antioxidantien gestärkt, freie Radikale können also besser bewältigt werden.[34] Auch andere Befunde bestätigen, dass es langfristig zu einer Stärkung der antioxidativen Mechanismen kommt. Das kann man auch mit einer geringeren Entzündungsbereitschaft des Körpers in Verbindung bringen, da jede Entzündung mit einem vermehrten Anfall freier Radikale einhergeht.

Sauna bei Erkrankungen

Die Sauna kann auch bei der Heilung bzw. Besserung einer Vielzahl von Erkrankungen hilfreich sein, was heute leider nicht mehr so sehr im Fokus steht. Natürlich sollten Sie vor dem Saunabesuch ärztlichen Rat einholen.

Erkrankungen der Atmungsorgane

Die Sauna hat sich bei etlichen Atemwegserkrankungen als hilfreich erwiesen. Sie sollten sie aber – wie bei allen schwerwiegenden Erkrankungen auch – immer nur nach ärztlicher Rücksprache nutzen.

Positive Effekte der Sauna:

- Überwärmung des ganzen Körpers
- Anregung der Durchblutung der Schleimhäute der Atemwege
- Stimulation örtlicher und allgemeiner Abwehrvorgänge
- »Entkrampfung« der Bronchialmuskulatur, wodurch sich die Atemwege erweitern und der Atemwegswiderstand geringer wird
- Lockerung und Entspannung der Atemhilfsmuskulatur im Brustkorbbereich sowie bessere Dehnbarkeit von Bindegewebe. Dadurch werden die Rippengelenke leichter mobilisierbar, was die Atmung verbessert.

Bei diesen Erkrankungen der Atemwege kann die Sauna helfen:

- chronische Bronchitis sowie leichtere Formen der COPD
- chronischer Schnupfen oder Nasennebenhöhlenentzündungen
- manche Formen des Asthma bronchiale (ärztlichen Rat einholen!), Heuschnupfen
- chronische Infektanfälligkeit

Gegenanzeigen sind alle akuten oder ansteckenden Erkrankungen der Atemwege. Dazu gehören zum Beispiel die Tuberkulose sowie Fieber allgemein. Auch bei einer ausgeprägten unzureichenden Leistungsfähigkeit der Lungen mit schlechten Blutgasen sollten Sie die Sauna nicht besuchen, denn das Sauerstoffangebot ist in der heißen Saunaluft geringer als bei üblichen Temperaturen.

Herz-Kreislauf-Erkrankungen

In den letzten Jahren wurden so viele Untersuchungen zur Wirkung der Sauna bei Herz-Kreislauf-Erkrankungen vorgelegt, dass man an der positiven Wirksamkeit der Sauna und anderer Überwärmungsmaßnahmen nicht zweifeln kann. Eine ausreichende Leistungsfähigkeit des Herzens von mindestens 75 Watt ist Voraussetzung. Oft herrscht von ärztlicher Seite Skepsis vor und die eventuellen Gefahren von Sauna und ähnlichen Maßnahmen sind besser bekannt als der mögliche Nutzen. Auf den Widerspruch zwischen den Warnungen vor der Sauna und den nachgewiesenen günstigen Wirkungen bei Menschen mit Herz-Kreislauf-Erkrankungen wurde schon vor Jahren hingewiesen.[35] Natürlich müssen Betroffene Vorsichtsmaßnahmen beachten. Dazu gehört das Meiden des Tauchbeckens insbesondere bei Bluthochdruck.

Es konnte auch nachgewiesen werden, auf welche Art und Weise viele günstige Effekte der Sauna auf das Herz-Kreislauf-System zustande kommen. Im Mittelpunkt der Forschungen standen dabei Wirkungen auf die sogenannte Endothelzellfunktion. Endothelzellen kleiden die Blutgefäße aus und produzieren unter anderem Stickstoffverbindungen, die für eine Weiterstellung der Blutgefäße sorgen. Regelmäßiger Saunabesuch verbessert offenbar die Endothelzellfunktion. Das wiederum führt zu einer besseren Durchblutung, Senkung eines erhöhten Blutdrucks und einer besseren Herzfunktion. Die Resultate sind in vielen Aspekten mit denen eines körperlichen Trainings vergleichbar. Vor etwas über zehn Jahren kam man noch zu der Schlussfolgerung, dass derartige positive Effekte bei Überwärmungsmaßnahmen zwar wahrscheinlich, aber nicht gesichert seien.[36] Inzwischen haben sich die günstigen Befunde aber gehäuft. Die positiven Resultate insbesondere auf die Endothelzellfunktion veranlassten Miyata und Tei bereits 2010 zu der Schlussfolgerung, Überwärmungsmaßnahmen als »innovative Therapie für das 21. Jahrhundert bei Herz-Kreislauf-Erkrankungen« zu bezeichnen.[37] Als Parameter kam unter anderem die Herzfrequenzvariabilität, also die Unregelmäßigkeit des Herzschlags, zum Beispiel beim Ein- und Ausatmen, zum Einsatz, die im Gegensatz zur Herzfrequenz (dem Puls) nur vom Vagus, also dem auf »Schongang« ausgerichteten Anteil des vegetativen Nervensystems vermittelt wird. Dieser Parameter wurde im Berliner Universitätsklinikum Charité schon vor fünf Jahrzehnten zur Beurteilung des vegetativen Tonus im Zusammenhang mit der Sauna und anderen Maßnahmen herangezogen und später auch in der Sportmedizin umfangreich eingesetzt. Bei wiederholtem Saunabesuch konnte neben einer Blutdrucksenkung bei Patienten und Patientinnen mit Bluthochdruck eine Abnahme des Einflusses durch den »antreibenden« Sympathikus nachgewiesen werden.[38] Die Ursache der Blutdrucksenkung beruht vorwiegend auf einer Weitstellung der »Widerstandsgefäße«, das sind die kleinsten Arterien, die Arteriolen. Der sogenannte periphere Gefäßwiderstand ist reduziert, der »funktionelle« Gefäßquerschnitt gesteigert. Auch neuere Untersuchungen bestätigten die günstige Wirkung der Sauna auf den Blutdruck.[39]

Auch eine Neubildung von Blutgefäßen durch Überwärmungsmaßnahmen wie eine Infrarot-Hyperthermie konnte durch Tierversuche mit Ratten bei einem künstlich erzeugten Herzinfarkt bestätigt werden.[40]

Überwärmungsmaßnahmen scheinen aber nicht nur bei Durchblutungsstörungen am Herzen, sondern auch bei einer Herzmuskelschwäche hilfreich zu sein.[41] Die Sauna erwies sich als gut verträglich, unerwünschte Wirkungen wurden nicht beobachtet. Die Belastbarkeit auf dem Fahrrad-Ergometer änderte sich zwar nicht, ein Parameter für den Stresslevel (Noradrenalin-Spiegel im Blut) sank unter Ruhebedingungen aber deutlich ab. Damit ist das Herz weniger stressorischen Einflüssen ausgesetzt.

Auch eine Infrarot-Kabine kann selbst bei einer höhergradigen Herzmuskelschwäche mit Beschwerden schon bei ganz geringen Belastungen oder in Ruhe hilfreich sein. 64 Herzkranke mit Herzmuskelschwäche wurden anfangs 5-mal und dann 2-mal wöchentlich für jeweils 15 Minuten in einer Infrarot-Kabine bei 60 °C behandelt und gemeinsam mit einer Vergleichsgruppe (65 Herzkranke) über fünf Jahre beobachtet. In der Vergleichsgruppe verstarben zwölf Kranke, in der Infrarot-Gruppe nur acht. Schwerwiegende, das Herz betreffende Ereignisse wie Herzinfarkt, Herzversagen oder auch Tod traten im Verlauf der fünf Jahre bei 68,7 Prozent der Kontrollgruppe und bei 31,3 Prozent der Infrarot-Gruppe auf.[42] Somit könnte sich ein neuer, nicht-pharmakologischer Therapieansatz der chronischen Herzmuskelschwäche durch Überwärmung ergeben.

Auch andere Autoren beschrieben nach Infrarot-Anwendungen wie der japanischen WAON-Variante schon nach drei Wochen eine gesteigerte Herzleistung.[43] Außerdem zeigte sich ein verbessertes Wohlbefinden. Die Verbesserungen von körperlichen Messwerten und des Befindens liefen dabei nicht parallel, sondern das Befinden steigerte sich unabhängig von gemessenen Werten. Auch bei strenger wissenschaftlicher Methodik (zufällige Zuordnung zu der WAON- und der Kontrollgruppe) veränderten sich spezifische Messwerte (der sogenannte »BMP«-Wert als Marker für die Herzmuskelschwäche) nur in der WAON-Gruppe in positiver Richtung.[44]

Grundsätzlich verbessert die Sauna zwar die Regulationsfähigkeit des Herz-Kreislauf-Systems und kann dazu beitragen, dass sich zum Beispiel der Blutdruck normalisiert, die körperliche Leistungsfähigkeit allgemein wird jedoch nicht gesteigert. Dazu ist die Belastung durch die Sauna zu gering. Somit ist eine Kombination mit einem körperlichen Training naheliegend. Bisher waren Ärzte und Ärztinnen dabei relativ vorsichtig, da andere Kombinationen von Sport und Hitze bei Vorgeschädigten mitunter zu akuten Herzproblemen geführt hatten. Daher wurde empfohlen, Sport und Sauna an unterschiedlichen Tagen zu betreiben oder zumindest eine größere Pause zwischen den unterschiedlichen Aktivitäten einzuhalten. Andere Mediziner und Medizinerinnen waren da schon vor Jahren forscher und erzielten positive Resultate. So wurden selbst Kranke mit einer chronischen Herzmuskelschwäche mit der Kombination von körperlichem Training und Sauna behandelt und vertrugen dies offenbar gut.[45] Bemerkenswert ist, dass sich das Befinden und die kardiologischen Parameter zwar auch allein unter der Sauna-Therapie verbesserten, ein noch besserer Effekt aber bei einer Kombination mit zusätzlichem Training bestand.

Wie man das Training gestaltet, bleibt den individuellen Vorlieben überlassen. Wassergymnastik kann die Gelenke schonen, allerdings muss das Herz noch ausreichend belastbar sein, um die Blutumverlagerung aus den Beinen hin zum Herzen zu verkraften. Ursachen dafür sind der Wasserdruck und die bereits beschriebene daraus resultierende Blutumverlagerung aus den Beinen zum Herzen hin (Seite 33). Allerdings vertrugen auch Patientinnen und Patienten mit einer chronischen Herzmuskelschwäche die Belastung durch Wassergymnastik gut. Idealerweise wird sie einmal pro Woche zusätzlich zu einer Trainingstherapie durchgeführt, da Training außerhalb des Wassers die Leistungsfähigkeit – gemessen mit dem sogenannten »Sechs-Minuten-Gehtest« – in größerem Maße verbesserte.[46]

Die Ergebnisse einer günstigen Wirkung der Kombination von Trainingstherapie und Sauna wurden in einer methodisch guten Untersuchung 2023 erhärtet. In einer umfangreichen Dissertation über verschiedene Studien an Menschen mit Herz-Kreislauf-Risikofaktoren kommt der Autor erneut zu dem Schluss, dass die Kombination von körperlichem Training und Sauna die Effekte der einzelnen Maßnahmen verbessern kann. Der finnische Autor hat offenbar auch kein Problem damit, wenn die Sauna kurze Zeit nach dem Training erfolgt. Der unmittelbare Effekt auf das Herz-Kreislauf-System war zumindest bei den gewählten Untersuchungsparametern bei alleiniger Saunaanwendung sogar größer als bei einer Trainingstherapie. Durch die Sauna verbesserte sich die Dehnbarkeit der Blutgefäße, der Blutdruck sank. Nach acht Wochen Kombination von Training und Sauna waren der Blutdruck, die Leistungsfähigkeit des Herz-Kreislauf-Systems und der Cholesterinspiegel in stärkerem Maße verbessert als bei der Trainingstherapie allein. Sauna ist also in der Lage, akut und langfristig wesentliche Risikofaktoren für das Herz-Kreislauf-System günstig zu beeinflussen.[47]

Diabetes und andere Stoffwechselprobleme

Zu den wichtigsten Zivilisationskrankheiten der westlichen Welt gehört der Diabetes mellitus Typ 2, den man früher auch Altersdiabetes nannte, der aber auch schon bei Kindern auftreten kann. Die Ursachen liegen oft im Lebensstil. In erster Linie sind das zu wenig Bewegung,

Übergewicht und falsche Ernährung. Bewegung, Vermeidung von Übergewicht und gesunde Ernährung mit weniger tierischen Produkten spielen nicht nur bei der Vorbeugung, sondern auch der Behandlung des Typ-2-Diabetes eine entscheidende Rolle.

Nicht jeder ist aber ein Bewegungstyp, manch einer ist auch durch Krankheiten in der Beweglichkeit eingeschränkt. Daher sind neue Therapieansätze zu begrüßen. Es konnte gezeigt werden, dass Sauna und warme Bäder ähnlich wie körperliches Training die Empfindlichkeit der Gewebe auf Insulin steigern können.[48] Da Schäden an den Blutgefäßen eine häufige ernst zu nehmende Komplikation des Diabetes darstellen, ist es eine wichtige, im Tierversuch gewonnene Erkenntnis, dass eine Überwärmung mit Infrarot die Neubildung von Blutgefäßen und Umgebungskreisläufen (Kollateralen) anregt.[49]

Ein anderer, nicht weniger wichtiger Aspekt ist, dass sich durch Überwärmungsmaßnahmen beim Typ-2-Diabetes nicht nur Befunde bessern können, sondern auch die Lebensqualität günstig beeinflusst wird, wie eine Untersuchung aus Kanada zeigt.[50] Die 2-mal wöchentliche Nutzung einer Infrarot-Kabine für jeweils 20 Minuten führte zu einer mittels Fragebogen erfassten Verbesserung des allgemeinen Gesundheitszustandes sowie sozialer Parameter. Indikatoren für Stress und Müdigkeit besserten sich ebenfalls. Bemerkenswert war, dass die Akzeptanz einer Infrarot-Kabine höher war als für eine Änderung anderer Lebensstil-Faktoren.

Zu den wesentlichen Stoffwechselstörungen, die zu Komplikationen am Herz-Kreislauf-System führen können, gehören neben dem Zuckerstoffwechsel erhöhte Blutfettewerte, die auch unabhängig von einem Diabetes bestehen können. Sie sind zwar auch durch die klassischen Interventionen wie andere Ernährung und mehr Bewegung beeinflussbar, nicht aber so gut wie der Zuckerstoffwechsel. Daher ist es begrüßenswert, wenn hier neue, nicht-medikamentöse Therapieansätze gefunden werden. Untersuchungen zu Saunawirkungen sind in diesem Zusammenhang noch selten. Allerdings gibt es vielversprechende Ergebnisse an gesunden Frauen, wonach sich nach sieben Saunabesuchen im Abstand von zwei Tagen ein Abfall des Gesamtcholesterins und des »schlechten«, für die Gefäßschäden verantwortlich gemachten LDL zeigte. Die HDL-Fraktion, die möglicherweise eher positive Wirkungen haben soll, war dagegen angestiegen.[51] Ob sich das auf Männer, Kranke und ältere Menschen übertragen lässt, ist abzuwarten.

Gegenanzeigen und Vorsichtsmaßnahmen: Als Kontraindikationen für die Sauna gelten höhergradige Durchblutungsstörungen sowie eine Nervenschädigung im Sinne einer Polyneuropathie.

Die Durchblutung könnte für den durch Wärme angeregten Stoffwechsel nicht ausreichen und bei einer Nervenschädigung könnten Warnsignale wie Schmerz fehlen. Sind Sie auf Insulin angewiesen, so sollten Sie nicht unmittelbar nach dem Spritzen die Sauna oder eine andere Überwärmungsmaßnahme nutzen, da die durch Wärme hervorgerufene Mehrdurchblutung dazu führt, dass das Insulin schneller aufgenommen wird, was wiederum zu einer Unterzuckerung führen kann.

Nierenerkrankungen

In der Regel besteht bei vielen Nierenkranken, aber auch bei den sie behandelnden Ärztinnen und Ärzten eine gewisse Scheu, die Sauna zu nutzen bzw. den Besuch der Sauna anzuraten. Die Erfahrung zeigt aber, dass man außerhalb eines akut entzündlichen Schubs die Sauna in den meisten Fällen sogar empfehlen kann. Auch bei einer unzureichenden Nierenleistung bis hin zum Stadium der »kompensierten Retention« ist die Sauna in aller Regel gut verträglich.[52] Die Benutzung des Tauchbeckens ist aber tabu.

Ein durch die Nierenkrankheit verursachter Bluthochdruck besserte sich durch die Sauna, typische »Nierenwerte« im Blut zeigten keine Veränderungen. Nach der Sauna, eventuell auch zwischen den Saunagängen, sollten Sie ausreichend trinken, um eine gute Durchblutung der Nieren zu gewährleisten. Empfohlen werden 10 ml je kg Körpergewicht. Das kann man auch Patientinnen und Patienten mit der Neigung zu Blasen- oder Nierensteinen empfehlen.

Nicht zu unterschätzen ist, dass sich Nierenkranke nach der Sauna zwar zunächst ermattet fühlten, dann aber für mindestens einen Tag frisch und unbeschwert. Das ist umso bemerkenswerter, als sich Menschen mit chronischen Nierenerkrankungen oft müde und schlapp fühlen.

Rheuma und Abnutzung am Bewegungssystem

Allgemein bekannt ist, dass Wärme Schmerzen am Bewegungsapparat vielfach lindert. In der Medizin wird zwar zwischen entzündlichen rheumatischen Erkrankungen und degenerativen (durch Abnutzung bedingten) unterschieden. Für die Anwendung von Wärme oder Kälte spielt das keine so große Rolle, da sich die Maßnahmen zur Therapie in

Trinken erlaubt

Bei Nieren- oder Blasensteinen wird ausnahmsweise auch das Trinken zwischen den Saunagängen empfohlen. Dadurch wird einer möglichen neuen Steinbildung vorgebeugt.

vielem decken. Trotz einer verbesserten medizinischen Behandlung lassen sich in etlichen Fällen auch heute nicht alle Schmerzen restlos beseitigen. Die dann oft verordneten Schmerz- und Rheumamittel haben aber im Einzelfall erhebliche Nebenwirkungen. Ist eine Operation unumgänglich, sollten Sie nicht zu lange warten. Schenken Sie aber auch den konservativen physiotherapeutischen und naturheilkundlichen Maßnahmen Aufmerksamkeit.

Nach einer älteren Umfrage des Deutschen Sauna-Bundes gaben immerhin 92 Prozent der Befragten, bei denen dauerhaft oder vorübergehend Beschwerden am Bewegungsapparat bestanden, an, dass sich derartige Beschwerden nach der Sauna besserten. Anfangs bestand noch die Empfehlung, bei akuten Schüben eines entzündlichen Rheumas die Sauna zu meiden, weil man eine Aktivierung befürchtete. Ganz so streng wird das heute nicht mehr gesehen. Vertragen Sie die Sauna gut und kommt es zu keiner nachweisbaren Steigerung der entzündlichen Aktivität, so spricht auch wenig gegen den Besuch der Sauna in einem akuten Rheumaschub. Dazu sollten Sie aber ärztlichen Rat einholen.

Auch die Infrarot-Kabine kann bei entzündlichem Rheuma wie der rheumatoiden Arthritis oder dem Morbus Bechterew helfen. Nach einer 4-wöchigen Therapie mit 2-mal wöchentlicher Infrarot-Kabine zeigte sich sowohl unmittelbar als auch mittelfristig eine Besserung von Schmerzen, Steifigkeit und Müdigkeit, ohne allerdings die im Labor erfassbare entzündliche Krankheitsaktivität zu beeinflussen. Weitere Maßnahmen sind also angezeigt, etwa eine Ernährungsumstellung und Bewegung sowie gegebenenfalls eine medikamentöse Therapie.[53]

Von großer Bedeutung ist wegen seiner Häufigkeit und volkswirtschaftlichen Relevanz der chronische Rückenschmerz. Auch bei einer streng wissenschaftlichen Analyse der vorliegenden Daten kam man bereits 2006 zu der Schlussfolgerung, dass Rückenschmerzen, die länger als drei Monate bestehen, durch Wärmebehandlungen eine »moderate Evidenz« hinsichtlich der Schmerzreduktion aufweisen. Damals ging man davon aus, dass eine zusätzliche aktive Therapie den Effekt verstärken würde.[54] Leider wird in den offiziellen Empfehlungen fast nur noch auf die aktive Bewegungstherapie gesetzt, und die passiven Maßnahmen wie Wärmeanwendungen werden trotz ihrer Wirksamkeit und allgemeinen Beliebtheit fast vergessen. Dabei sollte man bedenken, dass viele Menschen derart von den Schmerzen geplagt sind, dass sie anfangs zu einer aktiven Bewegungstherapie ohne Schmerzlinderung kaum in der Lage sind. Erreicht man eine Verbesserung der Schmerzen ohne Medikamente, so sollte man das als Gewinn betrachten und zu der alten Regel zurückkehren, dass passive Maßnahmen und aktive Therapien zusammengehören.

Die Vorstellungen über die Wirkungsweise der Sauna bei Erkrankungen des Bewegungsapparates haben sich im Laufe der Zeit gewandelt. In den 1950er-Jahren wurde oft gedacht, dass durch das Schwitzen das Bindegewebe von Stoffwechselrückständen befreit werden könnte, was den heutigen alternativmedizinischen Vorstellungen über »Entschlackung« nahekommt. Außerdem wurden – wie auch jetzt noch – eine Anregung des Stoffwechsels und eine Umstimmung des vegetativen Nervensystems in Richtung »Schongang« postuliert.[55] Insgesamt denkt man heute, dass verschiedene Wirkfaktoren der Sauna bei entzündlichen oder degenerativen Erkrankungen zur Geltung kommen.

Positive Effekte der Sauna auf den Bewegungsapparat:

- Gelenke sowie Muskeln, Faszien, Sehnen und Bänder werden besser durchblutet und erwärmt.
- Die Muskulatur wird gelockert.
- Bänder oder Gelenkkapseln sind unter Wärme besser dehnbar.
- Schmerzen werden gelindert.
- Immunvorgänge und Entzündungsbereitschaft werden insbesondere bei entzündlichen rheumatischen Erkrankungen beeinflusst.

Schon in den 1960er-Jahren wurden die Möglichkeiten der Sauna im Zusammenhang mit Wirbelsäulen-Krankheiten erörtert.[56] Dabei wurde auch auf das Ziel einer Lösung muskulärer Verspannungen durch die allgemeine Überwärmung hingewiesen. Im Zusammenhang mit einer Hüftgelenksarthrose konnte 1989 sowohl unmittelbar als auch mittelfristig eine Verbesserung der Beweglichkeit nach der Sauna beschrieben werden.[57] Es sei daran erinnert, dass nur ein Teil der Erwärmung durch unmittelbare Strahlung oder eine andere Form der Wärmeübertragung von außen zustande kommt. Entscheidend dürfte dagegen sein, dass sich unter Wärme der »Körperkern« ausdehnt. Das bedeutet, dass sich die nur im Körperkern, also im Inneren von Rumpf und Kopf, auf etwa 37 °C Celsius geregelte Temperatur durch den vermehrten Blutfluss bis in die »Körperschale«, also zum Beispiel auch bis in viele Gelenke, ausdehnt. Es wäre also ein Irrtum zu glauben, dass zum Beispiel die Strahlungswärme in der Sauna unmittelbar auf ein tiefer liegendes Gelenk wie die Hüfte einwirken kann. Das erfolgt vorwiegend indirekt, das heißt über die bessere Durchblutung. Die bessere Durchblutung ist mit einer Erwärmung der Gelenke und auch mit einem Nachlassen der Muskelspannung verbunden, was Effekte sind, die man sich bei Beschwerden am Bewegungsapparat wünscht.

Die Sauna kann die Beweglichkeit erhöhen, weil die Dehnbarkeit von Bändern, Gelenkkapseln und anderen Gewebestrukturen durch Wärme verbessert werden kann. Stellen Sie sich vor, dass Sie von zwei gleichartigen, relativ festen Gummibändern eines in den Kühlschrank, das andere in eine Schüssel mit warmem Wasser legen. Das der Wärme ausgesetzte Gummiband wird danach dehnbarer sein als das aus der Kälte. Am Menschen konnte das in den 1980er-Jahren auf einfache Art und anhand des Finger-Fußboden-Abstandes beim Beugen nach vorn gezeigt werden. Die Beweglichkeit der Wirbelsäule nahm sowohl unmittelbar nach einem Saunagang als auch während einer Sauna-Serie zu.[58] Neben der besseren Dehnbarkeit von Bänderstrukturen kann das auch mit einer Schmerzlinderung in Verbindung gebracht werden.

Sauna wirkt auch auf Entzündungsprozesse bei rheumatischen Erkrankungen. Am bekanntesten sind dabei die rheumatoide Arthritis mit bevorzugtem Befall der Fingergelenke und der versteifende Wirbelsäulenrheumatismus (Morbus Bechterew), bei dem die kleinen Wirbelgelenke betroffen sind.

Fester Bestandteil vieler Therapieprogramme bei rheumatischen Erkrankungen sind auch andere Überwärmungsmaßnahmen wie Fango, Bäder, Moor, Kurzwelle oder Infrarot. So konnten bei Kranken mit entzündlichem Rheuma (Rheumatoid-Arthritis und Morbus Bechterew) durch 2-mal wöchentlichen Besuch einer Infrarot-Kabine innerhalb von vier Wochen Schmerzen, Steifigkeit und Müdigkeit sowohl unmittelbar als auch mittelfristig um rund die Hälfte gebessert werden. Entzündungswerte im Blut änderten sich allerdings nicht, sodass eine entzündungshemmende medikamentöse Therapie nicht ersetzt werden konnte.[59]

Zusammenfassend kann man sagen, dass die Sauna oder andere Wärmemaßnahmen definitiv zur Mitbehandlung bei entzündlichen oder degenerativen Erkrankungen des Bewegungsapparates empfohlen werden können. Je nach Stadium der Erkrankung können Beschwerden aber auch aktiviert werden. Das hängt auch vom Gewöhnungsgrad an die Sauna ab und wohl auch vom korrekten Gebrauch der Maßnahmen. Bei einer intensiven Abkühlung nach den Wärmephasen scheinen vorübergehende Aktivierungen seltener zu sein.

Von der ärztlichen Erfahrung her kann die Sauna bei folgenden Krankheiten am Bewegungsapparat hilfreich sein:

- Abnutzung an Gelenken, also Arthrosen (Vorsicht im aktivierten Stadium mit Hitze, Schwellung und Rötung)
- Bandscheibenerkrankungen
- degenerativ bedingte Wirbelsäulenerkrankungen (Spondylose und verwandte Krankheiten)
- funktionelle Blockierungen an Gelenken einschließlich der Wirbelsäule
- Morbus Bechterew (versteifender Wirbelsäulenrheumatismus), Rheumatoide Arthritis (zumindest bei chronischem Verlauf)
- Weichteilrheuma (Fibromyalgie)

Entzündungsbereitschaft

Zwar wurde eben beschrieben, dass man bei Anwendung der Infrarot-Kabine bei ausgewählten entzündlichen rheumatischen Erkrankungen keinen Einfluss auf die Entzündungsaktivität fand, das hängt aber auch von den untersuchten Parametern, der Intensität der Wärme und anderen Faktoren ab. Latente Entzündungsvorgänge werden heute nicht nur zum Beispiel für rheumatische Erkrankungen verantwortlich gemacht, ihnen wird auch zunehmend eine Rolle bei der Arteriosklerose und damit Zivilisationskrankheiten wie Herzinfarkt, Schlaganfall und Durchblutungsstörungen zugeschrieben. Auch bei der Schuppenflechte oder der Neurodermitis spielen Entzündungsreaktionen eine große Rolle.

Ein wichtiger Bestandteil der Entzündungskaskade sind freie Radikale. Schon im Zusammenhang mit der Abhärtung wurde dargestellt, dass eine Belastung des Organismus mit freien Radikalen langfristig abnimmt, wenn die Gegenspieler, die »Antioxidantien«, gestärkt werden (Seite 77). Das würde eine Abnahme der Entzündungsbereitschaft im Körper bedeuten.[60] Nach einer 12-maligen Infrarot-Überwärmung innerhalb von zwei Wochen konnte ein verringerter Anfall von Sauerstoff-Radikalen im Blut objektiviert werden.[61] Die Belastung des Körpers mit freien Radikalen sinkt nicht nur nach wiederholtem Besuch einer Sauna, sondern auch einer Infrarot-Kabine.[62]

Interessant ist aber die Beobachtung, dass zumindest bei Sauna-Ungewohnten die Freisetzung freier Radikale unmittelbar nach der Sauna auch erhöht sein kann. Damit könnte man die Beobachtung erklären, dass im Einzelfall Beschwerden bei einer entzündlichen rheumatischen Erkrankung unmittelbar nach der Sauna aktiviert werden können.

Schmerzlinderung

Dass Sauna oder andere Wärmeanwendungen Schmerzen lindern können, wurde bereits beschrieben. Nachfolgend soll noch auf einige spezielle Fragen in diesem Zusammenhang eingegangen werden.

Die Fibromyalgie (Weichteilrheuma) ist eine typische Schmerzkrankheit. Dabei scheint es sich um eine Verringerung der Schmerzschwelle im Gehirn zu handeln. Depressionen, Müdigkeit und Schlafstörungen können die Folge ständiger Schmerzen sein. In medizinischen Leitlinien wird vor allem eine aktive Trainingstherapie empfohlen, was aber viele Betroffenen erst einmal nicht leisten können. Meist werden am Anfang eher Ruhe und Wärme bevorzugt. Die fast ausschließliche Propagierung der aktiven Therapie scheint daher nicht gerechtfertigt zu sein. Schon 2001 konnte der schmerzlindernde Effekt der Sauna bei der Fibromyalgie objektiviert werden. Bewegungsbäder, Packungen, Massagen und Krankengymnastik hatten einen geringeren Effekt als die Sauna, hydrogalvanische Vollbäder (sogenannte Stangerbäder, Seite 59) verstärkten die Beschwerden sogar eher.[63] Die Kombination von 3-mal wöchentlichem Saunabesuch und einmal wöchentlichem Bewegungsbad verringerte die Schmerzen um 31 bis 77 Prozent. Auch nach sechs Monaten blieb der Effekt erhalten.[64] Eine Schmerzlinderung konnte auch durch andere Überwärmungsmaßnahmen, zum Beispiel Infrarot-A-Kabinen, erreicht werden.

Spannungskopfschmerz kann auch durch die Sauna gelindert werden.[65] Die Intensität der Kopfschmerzen nahm nach acht Wochen regelmäßigem Saunabesuch ab, Häufigkeit und Dauer veränderten sich aber nicht. Patientinnen oder Patienten mit Migräne können allerdings auf die Sauna auch mit einem Migräne-Anfall reagieren. Da hilft nur individuelles Austesten, wie man reagiert.

Die Forschungsergebnisse hinsichtlich der Wirkung der Sauna auf den Schmerz sind aber nicht einheitlich und keineswegs abgeschlossen.[66] Die Sauna scheint zwar oftmals unmittelbar neurologisch oder rheumatologisch bedingte Schmerzen zu bessern, 12 Stunden nach der Sauna kommt es aber auch häufig zu einer Aktivierung der Beschwerden. Eine Verschlechterung wurde aber – wie schon an anderer Stelle beschrieben – vermieden, wenn unmittelbar nach der Sauna kalt geduscht oder kalt gebadet wurde.[67] Das kann als Hinweis angesehen werden, die Sauna korrekt als Wechselreiz durchzuführen.

Ödeme

Zum Thema Sauna und Ödeme (Wasseransammlungen, zum Beispiel in den Beinen) gibt es kaum Untersuchungen. Es müssen verschiedene Faktoren bei der Beurteilung berücksichtigt werden. Einerseits wird die Durchblutung angeregt, wodurch mehr Gewebswasser entstehen kann, das aus den feinen Blutgefäßen, den Kapillaren, herausgefiltert wird. Das könnte ein Ödem verschlechtern. Andererseits werden durch Wärme auch die Lymphgefäße angeregt, deren Aufgabe es unter anderem ist, überschüssiges Wasser, das nicht über die Blutbahn abtransportiert werden kann, aus dem Gewebe zu entfernen. Also wird es bei der Bewertung, ob Wärme gut oder schlecht für ein Ödem ist, viel auf die Ursache ankommen.

Bei einem bestehenden oder drohenden Lymphödem, zum Beispiel nach einer Brustkrebs- oder Unterleibsoperation, sollten Sie die Sauna eher meiden, weil das vermehrt anfallende Gewebswasser nicht ausreichend von den durch die Operation geschädigten Lymphgefäßen abtransportiert werden kann und die Gefahr eines neu entstehenden oder sich verschlechternden Lymphödems besteht.

Andererseits zeigt die Erfahrung, dass sich ein vom Herzen stammendes Unterschenkelödem bei noch ausreichender Belastbarkeit durch die Sauna verbessern kann. Die bei einer Herzmuskelschwäche gesunden Lymphgefäße können noch ausreichend angeregt werden, um Gewebswasser vermehrt abzutransportieren.

Auf die spezielle Problematik bei Venenleiden gehe ich im folgenden Abschnitt ein. Die Frage, ob man mit Ödemen die Sauna nutzen kann oder sollte, kann also nicht pauschal beantwortet werden. Demzufolge sollten Sie bei geschwollenen Unterschenkeln und dem Wunsch, die Sauna zu nutzen, dem Rat eines mit der Materie vertrauten Arztes oder einer Ärztin folgen.

Venenleiden

Vielfach wird bei Krampfadern, also einer Erweiterung oberflächlicher Venen, vom Besuch der Sauna abgeraten, weil einerseits die Venen durch die bessere Blutfüllung und Wasserausschwemmung vermehrt sichtbar werden und andererseits die Furcht vor einer Thrombose (Gerinselbildung) besteht. Eine derart pauschale Bewertung ist jedoch sicher nicht gerechtfertigt.

Nach einer tiefen Venenthrombose oder bei nicht eindrückbaren, festen Ödemen ist es zwar sinnvoll, auf die Sauna zu verzichten. Einfache Krampfadern ohne Komplikation schließen einen Saunabesuch aber nicht aus. Lagern Sie dann aber in der Saunakabine die Beine waagerecht und kühlen Sie sie vor allem nach der Sauna gut ab, da Kaltreize die Venenwände straffen. Wurde ein Kompressionsstrumpf verordnet, sollten Sie ihn für den Rest des Tages tragen.

Bei einem »offenen Bein« (Unterschenkelgeschwür) sollten Sie die Sauna ebenso wie bei allen offenen Wunden meiden.

Wirkungen der Sauna auf die Haut

Die Temperatur der Haut kann je nach Ausgangswert in der Sauna um bis zu 10 °C und mehr ansteigen. Viele Mikroorganismen und damit auch Krankheitserreger werden dadurch inaktiviert oder abgetötet, zum Teil auch Pilze. Allerdings kann man sich in der Sauna trotzdem mit Fußpilz (Seite 70) anstecken.

Günstig wirken eine vermehrte Durchblutung der Haut sowie eine Aktivierung der Schweißsekretion und eine damit verbundene Verdichtung des Säureschutzmantels. Ebenso werden Teile der Hornschicht der Oberhaut abgeschilfert und der Stoffwechsel wird aktiviert. Gleichzeitig kommt es zu einer Anregung der Abwehrleistungen. Zusätzlich hat man kosmetisch relevante Effekte. Die Gewebsspannung erhöht sich, dadurch wirkt die Haut glatter. Das führt zu einem allgemein gesünderen und jüngeren Aussehen.

Allerdings gibt es auch einen kosmetisch negativen Effekt. Nach langjährigem Saunagebrauch können vermehrt Gefäßerweiterungen im Gesicht sichtbar werden, eine bestehende Rosacea (Couperose) kann sich verstärken. Das bedeutet, dass die schon im Zusammenhang mit dem Kreislaufsystem beschriebene Blutgefäßerweiterung nicht nur kurzfristig und funktioneller Natur ist, sondern dass sich die kleinen Arterien langfristig auch anatomisch erweitern.

Grundsätzlich sollten Sie bedenken, dass bei ausgeprägten Hautveränderungen der Besuch einer öffentlichen Sauna wegen unangemessener Reaktionen anderer Saunagäste problematisch sein kann.

Positive Effekte der Sauna auf die Haut:

- allgemeine Erwärmung mit nachfolgender Durchblutungssteigerung
- vermehrte Abstoßung verhornter Hautzellen
- vegetative Beruhigung
- Stimulierung von Immunleistungen

Die Sauna kann bei diesen Hauterkrankungen helfen:

- Schuppenflechte (Psoriasis): einerseits geringere Neigung zu grippalen Infekten, dadurch weniger Schübe, außerdem günstige Wirkung bei möglicher Gelenkbeteiligung
- Neurodermitis wegen der allgemeinen vegetativen Beruhigung
- fortschreitende Hautverhärtung (Sklerodermie), sofern keine offenen Wunden vorhanden sind. Vor allem wird die Durchblutung verbessert.
- Akne vulgaris (Erweichung von Mitessern)

Sauna, Psyche und Wohlbefinden

Sauna kann nicht nur eine Reihe körperlicher Anpassungen hervorrufen, auch das psychische Befinden und die Neigung zu Depressionen werden offenbar gebessert. Schon Wärme an sich vermag ein allgemeines Wohlbefinden zu vermitteln und kann damit einen Beitrag zur Vorbeugung leisten. Es gibt die These, dass im Zentralnervensystem temperaturabhängige Neurone (Schaltstellen) mit Serotonin-Rezeptoren (Andockstellen für bestimmte Überträgerstoffe) unser Verhalten mit regulieren.[68]

Für manche stressabhängige Krankheiten könnte eine Fehlregulation dieser Strukturen verantwortlich sein. Wärme könnte da einen positiven Einfluss ausüben. Das passt zu der Beobachtung, dass Sauna oder vergleichbare Wärmeanwendungen ein derartiges Wohlbefinden vermitteln, dass auch die häufig unumgängliche Mitarbeit bei der Therapie gefördert wird. Es gibt sogar eine Untersuchung darüber, dass bei Drogenabhängigen (im konkreten Fall ging es um Amphetamine, also Aufputschmittel) regelmäßiges Saunieren in Kombination mit einer Ernährungstherapie nicht nur das Wohlbefinden erhöhte, sondern auch die Mitarbeit im Rahmen einer Entwöhnungsbehandlung deutlich verbesserte.[69]

Sauna und Sport

Vielfach wird die Sauna in Verbindung mit sportlichen Aktivitäten genutzt. Man sollte dabei aber zwischen Leistungssport und Breiten- oder Gesundheitssport bei vielleicht nicht mehr ganz Gesunden differenzieren.

Für einen gesunden Leistungssportler oder eine gesunde Leistungssportlerin kann die Sauna zum Entspannen nach einer sportlichen Leistung hilfreich sein. Möglicherweise kommt es auch zu einem schnelleren Laktatabtransport und zur Vorbeugung eines Muskelkaters, dessen Ursache heute aber eher in Mikrotraumen gesehen wird. Die Nutzung der Sauna sollten Sie stets nach dem Training oder Wettkampf planen, weil die Reaktionszeit nach der Sauna verlängert ist. Das kann bei Saunagebrauch vor einer geplanten Höchstleistung zu Leistungseinbußen führen. Der Abstand zwischen Sauna und Wettkampf sollte wenigstens drei Tage betragen.[70]

Anders sieht es bei Menschen mit schon bestehenden Herz-Kreislauf-Erkrankungen aus. Die Kombination von Überwärmung und sportlicher Leistung unmittelbar nacheinander ist bei nicht mehr ganz Gesunden nicht unbedenklich. Eine

Schneller einschlafen durch regelmäßiges Saunieren

Schlafstörungen gelten heute als ein wichtiger Risikofaktor. Die Ursachen können vielfältig sein und sollten ärztlich abgeklärt werden. Die Sauna kann etliche Schlafstörungen durch eine Beeinflussung des vegetativen Nervensystems und Stressabbau positiv beeinflussen. Zudem stellen kalte Füße einen erheblichen Störfaktor beim Einschlafen dar. Die durchschnittliche Dauer bis zum Einschlafen beträgt mit kalten Füßen 25 Minuten, mit warmen Füßen dagegen nur 10 Minuten.[94] Hinsichtlich der Saunawirkung kann auch die Tageszeit eine Rolle spielen. Empfindliche Menschen können bei spät abendlichem Saunabesuch mit Schlafstörungen reagieren, weil der Körper zur Nacht hin auf Wärmeabgabe eingestimmt ist. In diesem Fall ist ein Saunabesuch am Vormittag wahrscheinlich von Vorteil.

intensive körperliche Belastung kann nämlich ebenso wie die Sauna kurzfristig (!) die Gerinnbarkeit des Blutes erhöhen. Das Risiko für einen Herzinfarkt oder Schlaganfall kann also bei einer unmittelbaren Kombination erhöht sein. Daher sollten zwischen sportlicher Aktivität und Sauna ein bis zwei Stunden Pause liegen. Noch besser ist es, die unterschiedlichen Aktivitäten an getrennten Tagen zu betreiben.

Völlig tabu und lebensgefährlich ist auch beim Leistungssport der Gebrauch der Sauna zum »Gewicht machen« bzw. das Ausüben von Kraftsport in der Sauna.

Dürfen Schwangere in die Sauna?

In Finnland ist es eine alte Tradition, dass Schwangere in die Sauna gehen. Allerdings ist es wohl nur ein Gerücht, dass die Frauen in Finnland früher ihre Kinder in der Sauna zur Welt brachten. Diese Erzählung dürfte auf einem Missverständnis beruhen: Oft wurde sicher die Sauna zur Entbindung gewählt, allerdings wohl dann, wenn sie ungeheizt war. Die Sauna war nämlich der sauberste Raum im Haus.

In Deutschland gibt es hinsichtlich der Nutzung der Sauna durch Schwangere manch unbegründete Ängste. Von ärztlicher Seite wurde und wird oft vor einer möglichen Schädigung des Embryos durch die Hitze gewarnt. Allerdings kann eine derartige Schädigung praktisch ausgeschlossen werden, weil mit solchen Schäden erst bei Temperaturen im Körperkern, also im Rumpf oder Gehirn, ab 40 bis 41 °C zu rechnen ist. So hohe Werte werden aber in der Sauna nicht erreicht.

Positive Effekte der Sauna in der Schwangerschaft:

- geringere der Gefahr einer Schwangerschaftsthrombose
- Verringerung von Schwangerschaftsödemen (durch Anregung der Lymphgefäße, dagegen sind Lymphödeme eine Gegenanzeige)
- Blutdrucksenkung
- leichtere Geburt wegen besserer Durchblutung des Beckenbodens

Aus Vorsichtsgründen wird dennoch empfohlen, mit dem geplanten erstmaligen Besuch der Sauna erst ab dem 4. Schwangerschaftsmonat zu beginnen. Eine an die Sauna gewöhnte Frau kann dagegen die Sauna ohne Unterbrechung weiter nutzen.

Gegenanzeigen: Schwangerschaftskomplikationen ganz allgemein, besonders eine Nephrose oder eine andere Gestose

Gibt es für die Sauna eine Altersgrenze »nach oben«?

Allgemein kann man sagen, dass ein fortgeschrittenes Alter kein Hinderungsgrund für den Besuch der Sauna ist. Entscheidend sind das biologische Alter und mögliche Vorerkrankungen. Ab einem Alter von über 70 Jahren ist es aber sinnvoll, ärztlichen Rat einzuholen, bevor Sie erstmalig in eine Sauna gehen. Sind Sie dagegen langfristig an die Sauna gewöhnt und es sind keine neuen Krankheiten hinzugekommen, können Sie die Sauna meist weiter problemlos besuchen.

Für einen Saunabesuch im Alter sprechen zum Beispiel die Pflege sozialer Kontakte, ein besserer Schlaf, die Stimulation von Immunleistungen, gegebenenfalls eine Schmerzlinderung und ein frischeres Aussehen. Da die Menschen immer älter werden, muss auch das Thema »Sauna im Alter« vermehrt Beachtung finden.

Was spricht für, was gegen die Sauna?

Im Laufe der Zeit haben sich Anzeigen (Indikationen) und Gegenanzeigen (Kontraindikationen) für die Nutzung oder das Meiden der Sauna aus gesundheitlichen Gründen herausgebildet. Viele davon wurden empirisch gewonnen, eine ganze Reihe ist aber auch durch wissenschaftliche Untersuchungen belegt. Nachfolgend sind die wichtigsten Indikationen und Kontraindikationen aufgelistet.[71] Finden Sie ein Krankheitsbild unter den Indikationen, so bedeutet das nicht, dass die Sauna die alleinige Therapie sein soll. In den meisten Fällen wird die ärztliche Behandlung aber unterstützt und Medikamente können reduziert, in manchen Fällen auch ganz weggelassen werden.

Medizinische Indikationen für die Sauna:

- Infektanfälligkeit (Ziel: Abhärtung)
- Atemwegserkrankungen wie chronische Bronchitis und Asthma bronchiale
- Arthrosen und schmerzhafte Abnutzungen an der Wirbelsäule
- entzündliches Rheuma (Vorsicht im akuten Schub!)
- Weichteilrheuma (Fibromyalgie)
- Bluthochdruck ohne sekundäre Organschäden (kein Tauchbecken!)
- niedriger Blutdruck mit klinischen Beschwerden (intensive Kaltreize!)
- Durchblutungsstörungen an den Beinen in den Stadien I und II (noch kein Schmerz in Ruhe)
- Durchblutungsstörungen am Herzen bei Belastbarkeit von 75 Watt oder mehr und keinen schweren Rhythmusstörungen. (Nach einem Herzinfarkt wird der Saunabesuch erst nach drei bis sechs Monaten empfohlen; kein Tauchbecken!)
- frühe Stadien der Herzmuskelschwäche bei Belastbarkeit von mindestens 75 Watt
- chronische Unterleibsentzündungen bei der Frau (Wärmewirkung)

(Fortsetzung auf Seite 98)

Kleinkinder in der Sauna

In Finnland werden schon Säuglinge und Kleinkinder in die Sauna mitgenommen. Das ist in Deutschland anders. Von der Ärzteschaft gibt es Warnungen vor möglichen Risiken, aber auch Zustimmung.

Während im Kindergarten- und Schulkindesalter der Nutzen eines regelmäßigen Saunabesuchs unbestreitbar ist und sich zum Beispiel in deutlich geringeren Erkrankungshäufigkeiten widerspiegelt, wird die Sauna im Säuglingsalter immer noch kontrovers diskutiert. Im Vorschulalter wird die Sauna dagegen in Kneipp-Kindergärten oft genutzt.

Wissenschaftliche Untersuchungen sind insgesamt eher selten. Eine erste Veröffentlichung zur Säuglingssauna mit positivem Resultat stammt aus Finnland aus dem Jahr 1958.[72] Heute würden die Ergebnisse teilweise nicht mehr als gesichert angesehen werden. Eero Jokinen, ebenfalls aus Finnland, stellte 1990 Untersuchungen über die Belastung des Saunabadens bei Kleinstkindern vor. Kleinstkinder können nach seinen Erfahrungen labil auf die Sauna reagieren, ab zwei Jahren sah er aber keine Probleme mehr. Für seine Untersuchungen war die Sauna allerdings wie für Erwachsene temperiert, die Kinder blieben 15 Minuten lang in der Sauna. Besonders bei Neugeborenen beschrieb er »manche bedenklichen Erscheinungen an der Atmung und am Herzen«. Letztlich hätten aber alle Kinder die Sauna gut überstanden. [73]

Aus Deutschland gibt es die »Magdeburger Studie«, die von Jorch geleitet wurde. Dafür wurden gesunde Kinder im Alter zwischen drei und 14 Monaten im Zusammenhang mit der Sauna untersucht. Zusätzlich erfolgte vor der Sauna ein Babyschwimmen für 15 Minuten bei 27 °C. In der Sauna saßen die Kinder für drei Minuten auf dem Schoß von Mutter oder Vater (finnische Sauna mit 80 °C). Die Kinder waren alle gesund. Jorch schrieb: »Ich war davon ausgegangen, dass die Sauna problematisch für die Kinder ist.« Die kleinen Kinder vertrugen aber die Saunahitze gut. Offen bleibt aber auch bei dieser Untersuchung die Frage, ob die Sauna ihnen nutzt. Jorch sieht die größte Gefahr darin, dass sich die Kinder bei einer Unachtsamkeit der Eltern am Saunaofen verbrennen oder einen Infekt holen.[74]

Manch einer äußert sich allerdings noch kritischer. Der Kinderarzt Ulrich Fegeler vom Berufsverband der Kinder- und Jugendärzte in Köln schätzt die Sauna als eine erhebliche Belastung für das Herz-Kreislauf-System der Kleinkinder ein. Die Babys würden die Hitze schlechter ausgleichen als Erwachsene. Die Babysauna sei ein reines Lifestyle-Produkt. »Das gehört zu den Dingen, die überhaupt nicht sein müssen.« Er empfiehlt, mit der Sauna bis zum 2. oder sogar 3. Lebensjahr zu warten. Eltern müssen also eigenverantwortlich Risiken und möglichen Nutzen der Sauna für ihre Kinder gegeneinander abwägen.

Zum potenziellen Nutzen der Sauna im Säuglingsalter gehören:

- allgemeines Wohlbefinden für den Säugling
- positive Beeinflussung der Eltern-Kind-Beziehung
- besserer Schlaf
- Vorbeugung vor Infekten

Die Vorbeugung vor Infekten ist allerdings für Säuglinge noch unbewiesen, kann aber aus der gesicherten Wirkung für das Kindergarten- und Schulkindalter vermutet werden.

Problematisch und in der Praxis zu beachten ist, dass besonders Säuglinge eine im Verhältnis zum Volumen relativ große Körperoberfläche haben. Dadurch können sie mehr Wärme aufnehmen. Sie kühlen aber bei entsprechenden Umgebungstemperaturen auch schneller aus. Außerdem ist die Temperaturregulation bei kleinen Kindern noch nicht voll entwickelt: Die Blutgefäßverengung als Schutz vor Auskühlung funktioniert noch unvollkommen und das Unterhautfettgewebe als Isolierschicht ist nur gering ausgeprägt.

Aus diesen Fakten resultieren folgende Risiken:

- Bei unzureichendem Trinken besteht die Gefahr eines zu hohen Wasserverlustes.
- Das Risiko einer Überwärmung, je nach Situation auch einer Auskühlung nach der Sauna ist real.
- Ein Kreislaufkollaps oder ein Atemstillstand sind bei Übertreibungen, die streng vermieden werden müssen, denkbar.
- Unfälle sind möglich, wenn keine zureichende Aufsicht gewährleistet ist. Auch deshalb ist eine 1:1-Betreuung unumgänglich!
- Eine Ansteckung mit grippalen Infekten kann nicht immer ausgeschlossen werden.

Weil Untersuchungen zum Verlauf von Temperatur zu Kreislaufreaktionen und zur Atmung bei Säuglingen bzw. Kleinstkindern unter Praxisbedingungen im Zusammenhang mit der Sauna weitgehend fehlen, entstehen Unsicherheiten auch auf Seiten der Ärzteschaft. Es fehlen auch Hinweise für Kinderärzte bzw. -ärztinnen, wonach sie die Saunatauglichkeit beurteilen könnten. Sie können nur beurteilen, ob die Entwicklung des Kindes normal verläuft, die Verantwortung kann den Eltern nicht abgenommen werden.

Die bisherigen Untersuchungen zeigen aber immerhin, dass Sauna prinzipiell auch im Kleinkindesalter verträglich sein kann, wenn sie richtig durchgeführt wird und Gegenanzeigen beachtet werden:

- Nur gesunde Kinder dürfen in die Sauna.
- Eltern müssen jeden Ehrgeiz bezüglich der Sauna vermeiden. Der medizinisch relevante Sinn der Sauna ist die Abhärtung und Ausgeglichenheit, außerdem eine Förderung der Mutter- oder Vater-Kind-Beziehung.
- Wegen der Besonderheiten der Temperaturregulation muss die Dosierung vorsichtig erfolgen.

Ab einem Alter, in dem sich die Kinder verbal äußern können, ist die Sauna weniger kritisch zu sehen.

Hinweise zum praktischen Ablauf einer Kleinkind-Sauna

Damit Sie und Ihr Kind Freude an der Sauna haben, sollten Sie Folgendes beachten:

- Gewöhnen Sie Ihr Kind vor dem ersten Saunabesuch zu Hause in der Badewanne an das Wasser.
- Beginnen Sie mit dem Saunabaden erst ab dem 4. Lebensmonat Ihres Kindes.
- Ihr Kind muss gesund sein, wenn es die Sauna besucht.
- Insbesondere bei Säuglingen und Kleinkindern sollte der Saunabesuch dem Tagesgang der Temperaturregulation angepasst sein. Besuchen Sie die Sauna nicht am Abend, sie wird am Vormittag besser vertragen.
- Vor dem Saunabesuch können Sie und Ihr Kind ein 15-minütiges Bad nehmen.
- Die Temperaturen in der Sauna sollten geringer sein als für Erwachsene: unter der Decke etwa 75 °C, relative Luftfeuchte etwa 15 Prozent.
- Nutzen Sie die unterste Bank und bleiben Sie höchstens drei Minuten in der Sauna.
- Machen Sie zunächst nur einen Saunagang.
- Ihr Kind liegt nackt auf Ihrem Schoß oder im Arm, eventuell auch auf einem Liegetuch.
- Beobachten Sie Ihr Kleinkind ständig (1:1-Betreuung).
- Achten Sie auf die Körpersprache Ihres Kindes. Verlassen Sie die Sauna, wenn es weint oder unruhig ist.
- Achten Sie auf einen guten Flüssigkeitshaushalt. Das letzte Trinken (Brust oder Flasche) sollte höchstens zwei Stunden zurückliegen. Ein zu voller Magen kann wiederum zu Erbrechen führen. Gegebenenfalls können Sie Ihrem Kind zwischendurch etwas zu trinken geben.
- Verträgt Ihr Kind die Sauna gut oder ist es älter, können Sie den Aufenthalt in

der Saunakabine bei weiteren Saunabesuchen auf bis zu sechs Minuten ausdehnen. Dann sind auch zwei Saunagänge möglich.

- Ihr Kind sollte sanft an der frischen Luft abkühlen. Schöpfen Sie kühles, anfangs lauwarmes Wasser mit der Hand. Später können Sie einen sanften Wasserstrahl mit 24 bis 26 °C benutzen.
- Umstritten ist eine anschließende Abkühlung in einem Bewegungsbecken von 33 °C.
- Trocknen Sie Ihr Kind nach der Sauna gut ab.
- Im Anschluss an die Sauna und die Abkühlung sind Entspannung im Ruheraum, Spielen und Wohlfühlen angesagt. Sie können Ihr Kind auch stillen oder ihm ein Fläschchen geben.
- Tauchbecken und Aufgüsse sind für Kinder tabu – die Reize sind zu intensiv. Ätherische Öle beim Aufguss können besonders bei kleinen Kindern überschießende Reaktionen zur Folge haben. Untersuchungen zu einer »Altersgrenze« bei Aufgüssen gibt es noch nicht.

In der Ruhephase nach der Sauna sollten Sie ein Auskühlen vermeiden. Dazu kann ein Bademantel beitragen.

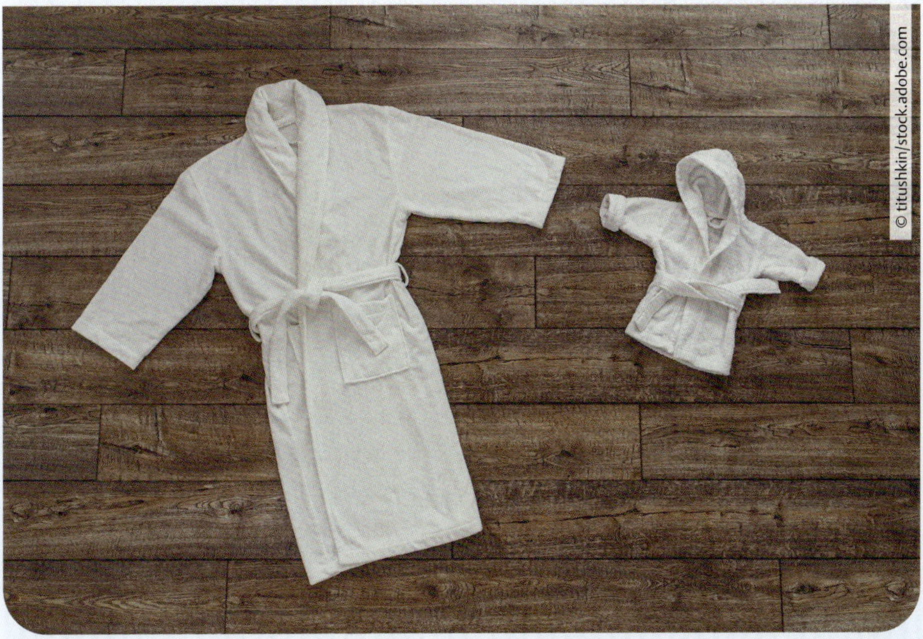
© titushkin/stock.adobe.com

- Schwangerschaftsödeme
- Wechseljahresbeschwerden
- gutartige Vergrößerung der Vorsteherdrüse beim Mann (Prostataadenom)
- nicht zu ausgeprägte Depressivität (mögliche Freisetzung von Endorphinen)
- Folgezustände nach Schlaganfall (geringere Muskelverkrampfungen nach Sauna, optimal: anschließende Krankengymnastik)
- Schuppenflechte (Infektanfälligkeit sinkt, dadurch weniger akute Schübe)
- Neurodermitis (individuell unterschiedliche Verträglichkeit, ausprobieren)
- Sklerodermie im Frühstadium (Durchblutungssteigerung)
- Grüner Star (Augeninnendruck sinkt. Die Diagnose wird kaum ein Grund zum Saunabesuch sein, sie kann aber bei einem Glaukom aus anderen Gründen genutzt werden.)
- vegetative Labilität, Schlafstörungen, Stressabbau (bei Schlafstörungen Sauna anfangs nicht in den Abendstunden)
- im Rahmen eines komplexen Programmes bei der Raucherentwöhnung sowie Übergewicht (positive Wirkung auf die Psyche)

Gefahren durch die Sauna?

Zu den Ängsten vieler Ärztinnen und Ärzte vor dem Aussprechen einer Empfehlung für die Sauna zählt die Angst vor einer Provokation von Herzrhythmusstörungen. Untersuchungen aus dem Jahr 2016 scheinen jedoch zu belegen, dass diese Angst oft übertrieben ist. Selbst Kranke mit Durchblutungsstörungen am Herzen oder einer Herzmuskelschwäche zeigten nach einer finnischen Sauna keine Auffälligkeiten in einer Herzrhythmusanalyse. Unmittelbar nach der Sauna erhöhten sich erwartungsgemäß die Herzfrequenz (Puls) und die Auswurfleistung des Herzens, der systolische Blutdruck sank nach der Sauna und stieg nach der Kaltwasseranwendung an. Die Gefahr von Herzrhythmusstörungen stieg nicht. Zwar hatte die Studie nur eine relativ geringe Fallzahl, ein für die Sauna positives Signal ist sie dennoch.[75]

Gegenanzeigen (Kontraindikationen) für die Sauna:

- jede akute, noch unklare Krankheit
- Fieber einschließlich fieberhaftem Infekt
- Infektionskrankheiten wie Tuberkulose
- Herz-Belastbarkeit von weniger als 75 Watt
- gefährliche Herzrhythmusstörungen
- fortgeschrittene Herzmuskelschwäche, die sich auch unter Therapie nicht verbessert
- Herzklappenersatz (ärztliche Entscheidung je nach Thrombose-Gefährdung)
- höhergradige Durchblutungsstörungen an den Beinen (Schmerzen schon in Ruhe oder nach wenigen Metern)
- wiederholte Thrombosen
- kürzlich zurückliegende tiefe Venenthrombose
- Offenes Bein (Ulcus cruris)

- Lymphödeme (können sich durch vermehrte Durchblutung bei geschädigten Lymphgefäßen verschlechtern)
- stark auffällige Hautveränderungen (machen eventuell beim Besuch einer öffentlichen Sauna Probleme)
- Wunden und nässende Hautveränderungen
- unzureichend behandelte Überfunktion der Schilddrüse
- Magen- oder Zwölffingerdarmgeschwüre (Blutungsneigung wegen Blutgefäßweitstellung auch an inneren Organen)
- Multiple Sklerose (kann sich durch Wärme verschlechtern)
- Krebserkrankungen (dazu gibt es unterschiedliche Meinungen, im Rahmen einer allgemeinen Vorbeugung kann Sauna eventuell sinnvoll sein)

Sauna ist somit weit mehr als Wellness. Nach dem 2. Weltkrieg wurde sie in Deutschland mit dem Gedanken der Gesundheitsförderung und Unterstützung der Behandlung bei bestimmten Krankheiten propagiert. Der medizinische Aspekt ist im Laufe der Jahre zunehmend in den Hintergrund getreten, sollte aber wieder mehr Beachtung finden.

Andere Überwärmungsmaßnahmen

Überwärmungsmaßnahmen sind in der Welt weit verbreitet und so vielgestaltig wie die Geschichte und Kultur der Völker. Daher soll die nachfolgende kurze Darstellung auf einige besonders häufig in der westlichen Welt anzutreffende Maßnahmen beschränkt werden, wobei Japan mit dazu gezählt wird.

Der Begriff der »Sauna« ist rechtlich nicht geschützt und so verwundert es nicht, dass sich alle möglichen Maßnahmen mit diesem Wort schmücken, obwohl man in vielen Fällen nicht von einer vergleichbaren Wirkung ausgehen kann.

Die »Einmannsauna« ist ein fassähnliches rundes Gebilde, in dem man auf einem Hocker mit integriertem Elektroofen sitzt. Der Kopf befindet sich außerhalb, am Hals wird die Luft meist mit Stoff abgedichtet. Hier fehlt zum einen weitgehend die Strahlungswärme, zum anderen sind die Temperaturen meist nicht so hoch wie in der finnischen Sauna, und die heiße Atemluft gibt es ebenfalls nicht. Dennoch können derartige kleine Anlagen zum Beispiel zur Linderung von Rückenschmerzen sinnvoll sein. Mit der eigentlichen Sauna haben sie aber nichts zu tun.

Dampfbäder erfreuen sich großer Beliebtheit. Sie sind zwar niedriger temperiert als die finnische Sauna. Aber man verspürt wegen der hohen Luftfeuchtigkeit mehr Schweiß auf der Haut, weil er schlechter verdunstet. Dampfbäder wirken günstig auf die Atemwege, weil sie befeuchtet werden, belasten aber auch den Kreislauf relativ stark.

Niedrig temperierte Wärmekabinen und Infrarot-Kabinen sind weniger stark reizend, aber auch schlechter untersucht. Zur Blutdrucksenkung und Schmerzlinderung scheinen sie aber geeignet zu sein. Den Infrarot-Kabinen fehlt weitgehend die heiße Luft zum Einatmen, sie wirken vor allem über die vorwiegend von den Wänden abgestrahlte Infrarotstrahlung. Damit dürfte ihre Wirkung auf die Schleimhäute geringer sein als die der finnischen Sauna. Auf den Kaltreiz und damit den Wechsel zwischen »warm« und »kalt« wird meist verzichtet. Der ist jedoch unter anderem zur Übung des Blutgefäßspiels – Wechsel zwischen Weit- und Engstellung – wichtig. Ein Vorteil von Infrarot-Kabinen ist aber, dass sie sich einfacher in eine übliche Stadtwohnung integrieren lassen als eine finnische Sauna. Eine spezielle Variante der Infrarot-Kabine, mit der auch viele wissenschaftliche Untersuchungen erfolgten, gibt es in Japan – die Waon-Therapie. Hier wird man nach der Wärmeanwendung mittels Infrarot-Kabine in Decken wie in einer Dunstpackung eingepackt und ruht längere Zeit. Aus medizinischer Sicht erscheint das sinnvoll, denn gerade in der Nachruhephase schaltet das vegetative Nervensystem auf »Schongang« und »Erholung« um; der antreibende Nerv des vegetativen Nervensystems, der Sympathikus, lässt in seiner Aktivität nach. Damit wird die Entspannung geübt, was viele von uns besonders brauchen.

Überwärmungsbäder sind eine intensive Form der Überwärmung in Form heißer bzw. »ansteigender« Wasser-Vollbäder, bei denen Kerntemperaturen bis zu etwa 40 °C erreicht werden können, zum Beispiel das Schlenzbad (Seite 30).
Die Überwärmung ist auch deshalb so intensiv, weil im Wasser kein effektives Schwitzen stattfinden kann. Heute werden sie nur noch selten eingesetzt, da sie den Kreislauf stark belasten.

Es gibt also viele verschiedene Möglichkeiten, Wärme zur Förderung der Gesundheit einzusetzen. Auch werden ständig neue Methoden entwickelt.
Es fällt nicht immer leicht, die Marketing-Strategien der Anbieter von echten gesundheitlichen Vorteilen einer Neuentwicklung abzugrenzen, weil oftmals auch die Untersuchungen dazu fehlen.
Am besten untersucht ist zweifellos die finnische Sauna.

Kryotherapie

Die Kryotherapie arbeitet meist mit gefrorenem Wasser, um dem Gewebe Wärme zu entziehen. Einfache Anwendungen können Sie in Eigenregie auch zu Hause durchführen.

Gezielte Kälteanwendung mit Eis ist das Wesen der Kryotherapie, zu der man allerdings heute auch andere Formen der intensiven Kälteanwendung zählt. Das Wort »Kryotherapie« ist aus dem Altgriechischen abgeleitet, »kryos« bedeutet »Eis« oder »Frost«. Sie kann entweder örtlich oder am ganzen Körper angewandt werden. Ziel ist stets ein Wärmeentzug zur Gewebskühlung. Eisanwendungen haben sich besonders bei Verletzungsfolgen oder akuten Rheumaschüben bewährt. Kälte kann Entzündungen eindämmen, Schmerzen blockieren und abschwellend wirken. Grund dafür ist zum einen die geringere Durchblutung und damit reduzierte Filtration von Gewebswasser aus den Blutkapillaren und zum anderen die günstige Beeinflussung von Entzündungsprozessen.

Jeder weiß, dass Wasser bei 0 °C (Salzwasser im Meer je nach Salzgehalt auch erst bei bis zu –4 °C Celsius) zu Eis gefriert. Am einfachsten ist daher die Anwendung von gefrorenem Wasser. Als »Kälteträger« können aber unterschiedliche Medien genutzt werden:[76]

- Eiswasser als Eisteilbad, ggf. mit Eiswürfeln (1 bis 12 °C), meist als Arm- oder Fußbad
- Eisroller oder »Eis am Stiel« (Seite 104)
- flexible Kältekompressen von 1 bis 3 °C (Seite 104)
- Gelpackungen mit –15 bis –20 °C. Legen Sie ein Tuch zwischen Kompresse und Haut, um sie vor Erfrierungen zu schützen!
- Eisbeutel (Kunststoff) mit einem Gemisch aus Wasser und Eis um 0 °C.

Die Hauttemperatur kann innerhalb von 20 Minuten um rund 10 °C gekühlt werden.
- Eisgranulat mit einer Temperatur von –0,5 bis –1 °C im Stoffbeutel. Hier sinkt die Hauttemperatur innerhalb von 20 Minuten um 5 bis 8 °C
- Kältespray mit einer Temperatur von –0,5 bis –1 °C. Diese Anwendung ist in der Sportmedizin als Erste Hilfe bei akuten Verletzungen weit verbreitet und wirkt durch die Verdunstungskälte
- lokale Kaltlufttherapie (Seite 105) mit –30 °C, ist nicht für den Hausgebrauch geeignet.
- Tupfer mit flüssigem Stickstoff bis –195 °C, wird im Rahmen der Kryochirurgie höchstens 45 Sekunden lang angewandt
- Kältesonden von –70 bis –195 °C, gehören ebenfalls zur Kryochirurgie und nicht in die Physikalische Medizin oder den Hausgebrauch.

Faktoren, die die Wirkung beeinflussen

Bei der Kryotherapie handelt es sich im Unterschied zu einer allgemeinen Senkung der Körpertemperatur, der Hypothermie, und einem örtlichen Wärmeentzug. Entscheidend für die Wirkung sind drei Faktoren:
- Temperatur der Anwendung
- Dauer der Anwendung
- Ausdehnung bzw. Fläche der Kälteanwendung

Oft kommt Eis zum Einsatz, aber auch kalte Umschläge, Packungen usw. werden je nach Temperatur zur Kryotherapie gezählt, ebenso örtlich begrenzte Tauchbäder oder Kältesprays. Innerhalb der Physikalischen Medizin ist die Kryotherapie meist in ein Behandlungsprogramm, zum Beispiel mit Krankengymnastik, integriert. In der Sportmedizin werden Eisanwendungen oder Kältesprays oft auch eigenständig verwendet. Nach dem ehemaligen Wiener Dozenten am Institut für Physikalische Medizin Gerald Trnavsky sollte man allerdings nur örtliche Eisanwendungen zu Heilzwecken als Kryotherapie bezeichnen.

Grundsätzlich kann man dabei je nach Behandlungsdauer zwischen Kurzzeitkryotherapie (10 bis 15 Minuten) und Langzeitkryotherapie (ein bis zwei Stunden) unterscheiden. Der wesentliche Unterschied besteht darin, bis in welche Tiefe das Gewebe gekühlt wird. Bei der Kurzzeitkryotherapie ist die Tiefenwirkung naturgemäß geringer, hier steht eine reflektorische Wirkung (Wirkung auf dem Nervenweg), zum Beispiel auf innere Organe, im Vordergrund. Die Langzeitkryotherapie (länger dauernde Eiseinwirkung) wirkt dagegen auch auf tiefere Strukturen wie Muskeln oder Gelenke ein. Der Vorteil einer Langzeitanwendung ist das Ausbleiben einer reaktiven Hyperämie, das heißt einer reaktiven Mehrdurchblutung nach dem Kaltreiz, die eine Schwellungsneigung bei Entzündung verstärken kann. Ein Nachteil ist die größere Wahrscheinlichkeit einer Schädigung kälteempfindlicher Strukturen.

Reaktionen des Körpers auf den Kaltreiz

Das wichtigste Ziel der Temperaturregulation unseres Körpers ist es, die sogenannte Körperkerntemperatur, also die Temperatur im Rumpf und besonders im Gehirn, konstant bei etwa 37 °C zu halten. Ein »Hauptstellglied« der Temperaturregulation ist der Blutkreislauf und speziell die Durchblutung der Haut. Sind die Blutgefäße der Haut in Wärme weit gestellt, kommt es zu einer vermehrten Wärmeabgabe, zum Beispiel durch Strahlung, Leitung und Schwitzen. Bei eng gestellten Blutgefäßen in kalter Umgebung wird dagegen die Wärmeabgabe verringert.

Unter dem Einfluss von Kälte werden die Blutgefäße auf verschiedenem Weg enggestellt:

1. wirkt die Kälte unmittelbar örtlich auf oberflächliche Blutgefäße
2. kommt es auf dem Nervenweg über einen Reflexbogen unter Beteiligung des Rückenmarks zu einer Engstellung
3. werden die Blutgefäße der Haut insgesamt auf verzögerte Weise enggestellt, weil kaltes Blut von der Hautoberfläche in das Gehirn gelangt und dort bestimmte Strukturen wie den Hypothalamus (Abschnitt des Zwischenhirns) kühlt. Von dort werden dann Nervensignale an die Blutgefäße der Haut gesandt.

Schon das Eintauchen eines Fingers in Eiswasser reicht, um die Hauttemperatur allgemein zu senken. Bei anhaltender Kälte kommt es jedoch nach Lewis unter einer örtlichen Hauttemperatur von 15 °C zu einem vorübergehenden Anstieg der Hauttemperatur um etwa fünf °C durch eine bessere Durchblutung, was als Schutzmaßnahme des Körpers vor Erfrierungen interpretiert wird.[77] Das scheint mehr auf örtliche Mechanismen wie das Freisetzen von Gewebshormonen als auf Nervenreflexe zurückzuführen zu sein. Dabei kommt es zu wellenförmigen Änderungen der Hautdurchblutung mit einem Intervall von 15 bis 30 Minuten, das heißt, trotz fortbestehender Kälteeinwirkung ändert sich die Hautdurchblutung und damit die Temperatur wiederholt.

Länger, zum Beispiel 30 Minuten angewandte Kryotherapie (Langzeitkryotherapie) führt zu einem Temperaturabfall um mehrere °C auch in tieferen Gewebsschichten, zum Beispiel in Gelenken.

Wirkung auf Körperfunktionen

Für die Steuerung der inneren Organe ist das sogenannte vegetative Nervensystem verantwortlich. Dieses besteht aus zwei Teilen: dem Leistung vermittelnden Sympathikus und dem auf Erholung gerichteten Vagus. Das bedeutet aber nicht, dass alle Organe gleichermaßen reagieren. Der Sympathikus regt zwar das Herz an, verengt aber die Blutgefäße und steigert den Blutdruck, während eine Reizung des Vagus den Magen-Darm-Trakt anregt.

Die Kryotherapie wird zur Schmerzlinderung durch Hemmung der Schmerzrezeptoren, Entzündungshemmung und zur Erzielung einer geringeren Schwellungsneigung eingesetzt. Letzteres kommt – wie schon beschrieben – durch eine Verringerung der Durchblutung infolge einer Engstellung der Blutgefäße zustande. Zunächst verengen sich nur die oberflächlichen Blutgefäße, bei längerer Anwendung auch die tieferen. Auch der Muskeltonus (Muskelspannung) verändert sich durch Kälte. Zwar nimmt die Muskelspannung in den ersten Sekunden oder auch Minuten zu, nach 15 bis 20 Minuten nimmt sie jedoch ständig ab. Auch das kann zur Linderung von Schmerzen beitragen.

Bei falscher und zu intensiver Anwendung kann es zu Gewebsschäden kommen. Diese sind allerdings bei einer Sonderform der Kryotherapie, der Kryochirurgie (Seite 106), zum Beispiel zur Entfernung einer Warze oder eines Tumors, sogar erwünscht. Andere Nebenwirkungen können je nach Intensität, Umfang und Ort der Kälteanwendung auch Fernwirkungen im Körper wie Blutdruckerhöhung oder Verlangsamung des Herzschlags sein. Bei Krankheiten, die sich durch Kälte verschlechtern können, zum Beispiel eine Kälteallergie, sollten Sie die Kryotherapie nicht anwenden.

Eisanwendungen zu Hause

Sie können viele Varianten der Kryotherapie auch ganz einfach zu Hause anwenden.

»Eis am Stiel« ist eine einfache, aber sehr hilfreiche Anwendung für den Hausgebrauch. Dazu füllen Sie einen Plastikbecher (zum Beispiel Joghurt-Becher) zur Hälfte mit Wasser und frieren ihn mit einem eingetauchten Holzspatel zum Anfassen im Gefrierfach oder Tiefkühlschrank ein. Im Gefrierfach ist es oft weniger kalt als im Tiefkühlschrank. Dadurch können Gewebeschäden beim Behandeln besser verhindert werden. Nach Einfrieren im Tiefkühlschrank ist das Eis meist kälter und Sie sollten etwas behutsamer vorgehen. Wenn Sie den aus dem Becher entfernten Eisblock an dem Holzspatel festhalten, können Sie für einigen Minuten zum Beispiel die schmerzhaften Fingergelenke betupfen und sanft bestreichen. Die Bewegung des Eises ist wichtig, um örtliche Kälteschäden durch ein zu langes Verweilen auf einer Stelle zu vermeiden. Bei Bedarf können Sie die Behandlung mehrfach am Tag wiederholen. Besonders hilfreich ist die Eisbehandlung bei entzündlichen rheumatischen Erkrankungen. Die Schmerzen werden gelindert, Entzündung und Schwellung können zurückgedrängt werden.

Kältekompressen mit Gel sind sehr verbreitet. Ihr Vorteil ist, dass sie auch bei tieferen Temperaturen flexibel bleiben. Ihre Anwendung sollte aber nur kurzzeitig erfolgen, damit es nicht zu Erfrierungen kommt. Aus dem gleichen Grund wird die Anwendung mit einem Zwischentuch empfohlen.

Weitere Eisanwendungen:

- Eistauchbäder können zum Beispiel zur Behandlung der Hände zu Hause angewandt werden.
- Eiskompressen, Eisbeutel oder Wickel mit unterschiedlichen Zusätzen sind ebenfalls verbreitet.
- Weniger intensiv sind Kaltwasserbäder besonders für die Hände oder Arme.
- In einer Schüssel mit kalten Erbsen können Sie gut Handübungen bei entzündeten Gelenken im Rahmen eines Rheumaschubs durchführen (Seite 53).

Örtliche Kaltluftbehandlung

Man kann die örtliche Kaltlufttherapie als »kleine Schwester« der Kältekammer sehen. Häufig wird sie als Teil der Physikalischen Medizin in der Rheumatologie angeboten. Auch Schleimbeutelentzündungen, Prellungen und andere frische Verletzungen sind Indikationen.

In der Regel wird mit einem Gerät in Kühlschrankgröße elektrisch eine Lufttemperatur von –30 °C oder tiefer erzeugt. Die kalte Luft wird dann gezielt mit einem Schlauch für wenige Minuten auf die zu behandelnden Regionen geleitet. Dabei hält man den Schlauch in ständiger Bewegung, um örtliche Kälteschäden durch zu langes Verweilen an einer Stelle zu vermeiden.

Als Ziele der Behandlung stehen Schmerzlinderung und Entzündungshemmung, zum Beispiel beim Rheuma, im Vordergrund. Als Gegenanzeigen gelten Krankheiten, die sich durch Kälte verschlechtern können. Dazu gehören neben einer Kälteallergie zum Beispiel Durchblutungsstörungen oder auch eine Entzündung der Harnwege.

»Eishose«

Nach den Vorstellungen eines Start-up-Unternehmens gibt es seit kurzem eine ohne Eis betriebene Neuentwicklung in Form einer Hose, die die Beine und den Po mittels zirkulierendem kalten Wasser und einem Kühlaggregat kühlt. Das Kühlwasser wird innerhalb von 10 Minuten auf 5 °C heruntergekühlt. Zielgruppe sind in erster Linie Sportler, bei denen es die Entspannung fördern sowie schmerzlindernd und entzündungshemmend sowie abschwellend wirken soll. Ob sich diese Entwicklung durchsetzt, bleibt abzuwarten.

Kälte- oder Eissprays

Ein Kälte- oder Eisspray ist ein Flüssiggas in einer Sprühdose. Durch die bei der Anwendung entstehende Verdunstungskälte werden bei einer gezielten örtlichen Anwendung auf der Haut Temperaturen von −25 bis −55 °C erreicht.

Viele der angewandten Gase sind brennbar, zum Beispiel die Kohlenwasserstoffe Propan, Butan oder Pentan. Diese Gase kommen auch bei mobilen Heizungen, Kochern sowie Feuerzeugen zum Einsatz. Nicht-entzündlich ist 1,1,1,2-Tetrafluorethan. In der Medizin kommt besonders Chlorethan zum Einsatz, was ebenfalls brennbar ist. Manche Produkte werden auch in Drogeriemärkten angeboten.

Die Anwendung darf nur in gut durchlüfteten Räumen und abseits von offenem Feuer erfolgen. Bei einer Eigenanwendung beachten Sie bitte unbedingt die Angaben des Herstellers! Durch die Kühlung des Gewebes entsteht eine weitgehende vorübergehende Schmerzunempfindlichkeit, was für kleinere Eingriffe oder auch zur Behandlung kleinerer stumpfer Verletzungen, zum Beispiel Prellungen in der Sportmedizin, genutzt werden kann. In der Zahnmedizin wird mit Kältesprays die Sensibilität der Zähne geprüft.

Kryochirurgie

In der Chirurgie hat sich eine Methode entwickelt, die der Vollständigkeit halber hier erwähnt werden soll – die Kryochirurgie. Dabei wird gezielt Gewebe vereist, das dann abstirbt (Kryonekrose) und einfach entfernt oder von allein abgestoßen wird. Dabei werden geschlossene Verfahren mittels Kältesonden und offene Verfahren, zum Beispiel mit flüssigem Stickstoff, unterschieden. Bei den offenen Verfahren wird das Kühlmittel direkt in das Gewebe eingebracht.

Gutartige Hautveränderungen: Häufig kommt die Kryochirurgie bei Hauterkrankungen zur Entfernung gutartiger Hautveränderungen zum Einsatz, zum Beispiel zur Behandlung von Warzen, Hauttumoren oder überschießendem Narbengewebe.

Bösartige Hautveränderungen können ebenfalls mit Kälte behandelt werden. Auch bei manchen bösartigen Tumoren und Metastasen kann Kälte nicht nur bei der Behandlung von Hautveränderungen zum Einsatz kommen, sondern in geeigneten Fällen zum Beispiel auch bei Lungen- oder Prostatatumoren oder Lungenmetastasen.

Das Lipödem ist ein relativ neues Einsatzgebiet der Kryochirurgie. Seitdem das Lipödem als typische Frauenerkrankung mit schmerzhafter Fettgewebsvermehrung besonders am Gesäß und an den

Oberschenkeln als Krankheit anerkannt ist, werden für dieses Leiden neue Behandlungsansätze entwickelt. Relativ kleine Befunde kann man versuchen, mit der »Kryolipolyse« zu behandeln. Dabei können unter Schonung des umgebenden Gewebes Fettpölsterchen durch ein Herunterkühlen auf –90 °C beseitigt werden.

Kryoneurolyse oder auch Neurotomie ist eine spezielle Anwendung an peripheren Nerven, die Schmerzen weiterleiten. Dabei werden die Nerven durch eine intensive Kälte von –70 °C blockiert. In der Neurochirurgie wird die Kryoneurolyse als minimal-invasiver Eingriff eingesetzt. In der Kardiologie können bei bestimmten Rhythmusstörungen über einen speziellen Herzkatheter Leitungsbahnen im Herzen vereist werden. Das kann eine Behandlungsoption bei Vorhofflimmern sein.

Hypothermie in Chirurgie und Intensivmedizin

Heutzutage wird besonders während großer Operationen oft der ganze Körper gekühlt, weil in der Kälte ein Sauerstoffmangel besser vertragen wird. Zum Beispiel kann der Körper für einige Operationen am Gehirn oder Herzen auf bis zu 17 °C heruntergekühlt werden. Das Herz kann dabei bis zu 20 Minuten stillgelegt werden. Das Gehirn muss kontinuierlich mit Sauerstoff versorgt werden. Bei normaler Temperatur drohen bei gestoppter Blutzufuhr nach fünf bis sechs Minuten Schäden am Gehirn, bei 15 °C erst nach 30 bis 40 Minuten. Abkühlen und Aufwärmen müssen langsam und vorsichtig erfolgen, um zum Beispiel örtliche Kältezonen zu vermeiden, die später unter anderem zu Herzrhythmusstörungen führen können.

Eisbaden

Eisbaden scheint sich positiv auf das Wohlbefinden auszuwirken. Der potenzielle gesundheitliche Nutzen sollte aber gegen mögliche Gefahren abgewogen werden.

Eine besonders spektakuläre Sportart ist seit den 1970er- und 1980er-Jahren besonders im Osten von Deutschland verbreitet: das Winterschwimmen bzw. Eisbaden. Die Sportlerinnen und Sportler baden vom Herbst bis zum Frühjahr in einem natürlichen Gewässer im Freien. Je nach Wetter ist dazu ein Aufhacken einer Eisschicht erforderlich. Seit einigen Jahren gibt es auch speziell für den Hausgebrauch große Bottiche, in denen man bis zum Hals in Eiswasser eintauchen kann. Sie lassen sich im Garten aufstellen und mit Wasser und Eisstücken füllen. Eine Bewertung dieser Neuerung steht noch aus.

Wer sich mit dem Thema nicht beschäftigt hat, vermutet Extrembelastungen. Allerdings scheint die Herzbelastung geringer zu sein als gedacht. Holen Sie aber auf jeden Fall vorher ärztlichen Rat ein. Insbesondere bei Vorerkrankungen kann sonst eine Gefährdung nicht ausgeschlossen werden. Einige der Studienautoren und -autorinnen betonen, dass bei Herzgesunden das Eisbaden sogar eine schützende Wirkung für das Herz haben kann. Sie schlussfolgern das aus Veränderungen im Hormonhaushalt und einer Beeinflussung des Stoffwechsels freier Radikale.

So geht's:

- Sie können sich vor dem Baden zum Beispiel durch einen Lauf erwärmen. Das erscheint medizinisch unbedenklicher als ein Lauf nach so einem kalten Bad, denn dann fließt kaltes Blut aus den Beinen zum Herzen und kann dort

Probleme verursachen. Ähnliches ist als »Bergungskollaps« nach Rettung Schiffbrüchiger aus der kalten See bekannt.

- Verweilen Sie für einige Sekunden bis zu wenigen Minuten im eisigen Wasser. Als Parameter dient dabei das eigene Wohlbefinden.

Wettbewerbsformen wie das Schwimmen vorgegebener Strecken oder möglichst lange im Wasser zu bleiben haben zwar eine gewisse Verbreitung erlangt, sind aber strikt abzulehnen.

Wichtig: Baden Sie niemals allein!

Weniger intensiv, aber dennoch mit vielen positiven Emotionen verbunden sind »Anbadeaktionen« wie zum Beispiel zu Ostern am Berliner Wannsee. Ähnliches gibt es auch in vielen anderen Städten und Regionen. Die Teilnehmerinnen und Teilnehmer berichten trotz Lufttemperaturen um fünf °C und Wassertemperaturen um acht °C über euphorische Reaktionen und anhaltendes Wohlbefinden.

Wirkungen des Eisbadens

Können wir alle lernen, der Kälte zu trotzen so wie Extrem-Sportler, die das Winterschwimmen betreiben? Dazu gibt es aus den letzten Jahren aus Finnland interessante Berichte. Bei der Anpassung an Kälte spielt besonders unser Verhalten eine Rolle. In Finnland hatte die Land- und Forstwirtschaft schon immer eine größere Bedeutung als in anderen Ländern. Dabei mussten sich die Arbeiter stundenlang in der Kälte aufhalten. So ist es den Finnen gelungen, sich über Jahrhunderte an das kalte Klima im Norden anzupassen.

Durch die gute Leitfähigkeit des Wassers gegenüber der Luft kühlt der menschliche Körper in kaltem Wasser viel schneller aus als bei Luft gleicher Temperatur. Höheres Alter, schlechte Fitness, Müdigkeit, Flüssigkeitsmangel, Alkohol und Krankheiten beschleunigen die Auskühlung. Unter Kältebedingungen verengen sich die oberflächlichen Blutgefäße, Haut, Beine und Arme werden schlechter durchblutet. Herz und Gehirn dagegen werden geschützt, auch wenn der Mensch Zehen oder Finger verlieren sollte.

Wohl fühlt sich ein Mensch bei einer Temperatur der Haut um 33 °C. Um das innere Milieu des Körpers, die Homöostase, aufrechtzuerhalten, müssen wir die inneren Mechanismen herausfordern, was wir aber heute kaum noch tun. Menschen, die im kalten Wasser schwimmen, berichten über eine immunstimulierende und entzündungshemmende Wirkung. Auf natürlichem Wege erleben wir derartige Störeinflüsse nicht mehr. Eisbaden ist eine Möglichkeit, solche Störeinflüsse aktiv zu suchen.

Gesundheitliche Folgen des Eisbadens

Inzwischen gibt es eine ganze Reihe von neueren Untersuchungen zu gesundheitlichen Effekten des Eisbadens bzw. Winterschwimmens. Nicht gering schätzen sollte man den inzwischen auch durch Studien belegten Fakt, dass Winterschwimmen das allgemeine Wohlbefinden steigert. So gaben 80000 Finnen bei einer Umfrage an, beim Eisbaden bereits einmal positive Wirkungen verspürt zu haben. Mediziner und Medizinerinnen konzentrieren sich oft zu sehr auf Messwerte und verdrängen das Befinden des Einzelnen ein wenig aus dem Blickfeld. Dazu passen auch die bereits zitierten Untersuchungen an dem Extremsportler Wim Hof. Er berichtet, dass er durch so einen extremen Reiz wie das Winterbaden eine mentale Stärkung erreicht und dabei gewissermaßen der Geist über den Körper dominiert (Seite 16). Die zweifellos vorhandene euphorisierende Wirkung eines Eisbades eröffnet möglicherweise auch neue Ansätze bei der Behandlung von Depressionen.

Der häufigste Effekt regelmäßigen Eisbadens scheint eine deutlich gesenkte Neigung zu grippalen Infekten zu sein. Der Einfluss des Winterschwimmens auf Erkrankungen der oberen Luftwege ist nach einer Studie aus dem Jahr 2014 jedoch nicht in jedem Fall erkennbar. Nachweisbare Effekte scheinen aber auch schon durch weniger intensive Reize erzielbar zu sein. 30 Tage Wechselduschen (erst warm, dann kalt) führten laut einer Untersuchung aus dem Jahr 2016 in einer Gruppe von rund 3000 Teilnehmenden zu 29 Prozent weniger Krankmeldungen. Die Ergebnisse sind also nicht eindeutig auf einen so intensiven Reiz wie das Winterschwimmen beschränkt. Nach Tipton haben Winterschwimmerinnen und Winterschwimmer weniger Atemwegsinfekte als ihre Partner, die sicher den gleichen Keimen ausgesetzt sind. Aber auch regelmäßiges Schwimmen im Hallenbad ist mit weniger Atemwegsinfekten verbunden. Vielleicht hilft also Schwimmen an sich, nicht nur Eisbaden. Außerdem wurde berichtet, dass sich Rheuma, chronische Rückenschmerzen und sogar ein Asthma in Einzelfällen verbessert hätten.[78]

Für die vermuteten positiven Wirkungen auf das Immunsystem gibt es einige Hinweise, die man aber noch weiter evaluieren müsste. Der unmittelbare Effekt scheint nur gering ausgeprägt zu sein, längerfristige regelmäßige Anwendungen deuten jedoch in eine positive Richtung (Studie aus dem Jahr 1996). Physiologisch bedeutsam ist, dass ein Eisbad für etwa 30 Minuten das Stresshormon Cortisol im Blut ansteigen lässt, was unmittelbar einen entzündungshemmenden Effekt ausüben könnte. Eine finnische Untersuchung aus dem Jahr 2008 zeigte, dass bei Eisbad-Gewohnten auch langfristig Cortisol in deutlich höheren Konzentrationen im Blut vorlag als bei

Vergleichspersonen. Über die Bedeutung einer derartigen Anpassung kann man streiten.

Auf Regenerationsprozesse nach sportlichen Leistungen scheint Eisbaden nur einen geringen Effekt zu haben. Ziemlich deutlich sind nach einer norwegischen Metaanalyse jedoch Effekte auf das Körpergewicht. So scheint es zu einer vermehrten »Verbrennung« von gesundheitsschädlichem weißen Fettgewebe zu kommen, während das braune Fettgewebe aktiviert wird.

Die Wirkung von Kälte auf verschiedene Krankheiten wird seit 2021 im Labor für Thermophysiologie in Oulu untersucht.

Diabetiker wiesen bei Kälte und Hitze eine höhere Erkrankungs- und Sterberate auf und haben oft auch Begleitkrankheiten wie einen Bluthochdruck. Erhöhter Blutdruck ist eine typische Reaktion auf Kälte. An Diabetes Erkrankte können bei Kälte den Körper weniger effizient erwärmen. Außerdem geben die Extremitäten bei Diabetes stärker Wärme an die Umgebung ab, wodurch sie schneller kalt werden. Andererseits scheint Eisbaden aber auch eine Insulinresistenz zu reduzieren und damit die Empfindlichkeit der Zellen auf Insulin zu steigern, was ein positiver Effekt wäre. Insbesondere kommt es bei Kaltreizen zu einer vermehrten Freisetzung des Hormons Adiponektin. Dieses Hormon verstärkt die Wirkung von Insulin und hätte neben der Gewichtsreduktion einen positiven Effekt bei einer Anlage zum Diabetes.

Kälte belebt wegen der freigesetzten Stresshormone. Die Freisetzung von Noradrenalin und Betaendorphinen kann zur Schmerzlinderung und Anhebung der Schmerzschwelle führen. Die Wirkung bei entzündlichen Erkrankungen oder die Unterstützung des Immunsystems sind noch nicht vollständig geklärt.

Eisbaden – nicht immer ungefährlich

Kälte kann – als kurzer Reiz angewandt – viele gesundheitlich positive Effekte auslösen, aber auch gefährlich sein. Kälte kann Schmerzen lindern und heilen, aber auch töten.[95]. Daher empfiehlt sich ein langsames Einschleichen des intensiven Kaltreizes. Die größte Gefahr dürfte aus meiner Sicht aber in Unfällen durch sinnlose Aktionen wie Mutproben oder Demonstrationen des eigenen Könnens bestehen. Besonders Eislöcher in Flüssen, in denen man den Grund nicht mehr sehen kann, und das Tauchen von einem Eisloch zum anderen bergen große Gefahren.

Regelmäßiges Eisbaden erhöht den Energieumsatz und kann beim Abnehmen helfen. Andererseits wird bei mehr Fettgewebe die Isolationswirkung verstärkt und Kälte besser vertragen. Nach einer Studie der Universität Kopenhagen hatten Winterschwimmer allerdings durchschnittlich ein Drittel weniger Körperfett als vergleichbar sportlich Aktive einer Kontrollgruppe. Es besteht also noch Forschungsbedarf. Dabei scheint das braune Fettgewebe eine Rolle zu spielen. Neugeborene haben besonders im Hals- und Schulterbereich braunes Fettgewebe, später verteilt es sich über den ganzen Körper. Bei Erwachsenen findet man noch 100 bis 200 Gramm, besonders im Bereich der Schlüsselbeine sowie um die Halsschlagader herum. Es verkümmert also nicht nach der Kindheit, wie man lange angenommen hat. Normalerweise ruhen diese Zellen, werden aber in Kälte aktiviert und erzeugen ohne Zittern Energie – die »zitterfreie Thermogenese«. Bei Kälteempfinden sind zunächst die Thermorezeptoren der Haut gereizt, dann wird das braune Fettgewebe aktiviert, erst danach kommt es zusätzlich zum Kältezittern. An der Universität von Turku wurde die schon beschriebene Sportlerin Elina (Seite 14) durch die Forscherin Kirsi Virtanen, die sich unter anderem der Erforschung des braunen Fettgewebes verschrieben hat, untersucht. Im MRT fand man bei Elina einen großen Anteil von braunem Fettgewebe, da eine regelmäßige Kälteexposition offenbar dessen Volumen erhöht. Dadurch verträgt die Sportlerin die Kälte besser. Aktives braunes Fett soll zudem das Risiko für manche Krankheiten verringern, da es Cholesterin aus dem Blut filtern, den Zuckerstoffwechsel verbessern soll und – wie bereits beschrieben – bei der Gewichtsabnahme helfen kann.[79]

Kältekammer

Bei der Ganzkörperkältetherapie werden Lufttemperaturen von −80 bis −110 °C erreicht. Da die Luft extrem trocken ist, wird sie nicht als so kalt empfunden.

Kältekammern lassen sich nicht mit dem Eisbaden vergleichen, weil das Medium in der Kältekammer kalte Luft ist, die Wärme viel schlechter leitet als kaltes Wasser. Manche Anlagen haben auch Vorkammern mit weniger tiefen Temperaturen, um sich an die Kälte zu gewöhnen.

Der Schwerpunkt der Ganzkörperkältetherapie liegt in der Rheumatologie. Hier kommen die entzündungshemmenden und schmerzlindernden Wirkungen besonders zum Tragen. Außerdem werden eine verbesserte Muskeldurchblutung, ein allgemeines Wohlbefinden und eine verbesserte Herz-Kreislauf-Regulation beschrieben.

Die bisherigen Kältekammern haben allerdings keine sehr große Verbreitung gefunden, was auch an den hohen Kosten für die Anschaffung und den Betrieb liegt. Brauchte man ursprünglich zur Erzeugung der tiefen Temperaturen flüssigen Stickstoff, der regelmäßig geliefert werden musste, so gibt es neuerdings die Möglichkeit, die Kälte ähnlich wie bei einem Kühlschrank elektrisch, zum Beispiel mit einer Kältekaskade, zu erzeugen.

Praktische Durchführung

Gegenwärtig ist die klassische Ganzkörperkältetherapie vorwiegend in stationären Einrichtungen besonders im Rahmen der Rehabilitation vertreten. Im ambulanten Bereich hat sie sich auch wegen Schwierigkeiten bei der Kostenerstattung kaum durchgesetzt.

Bei der klassischen medizinischen Ganzkörperkältetherapie soll so viel unbedeckte Haut wie möglich der Kälte ausgesetzt werden. Voraussetzung für einen Ablauf ohne Kälteschäden ist, dass die Luftfeuchtigkeit in der Kammer minimal ist. Feuchte Luft würde besser leiten und damit den Kältereiz noch intensiver gestalten. Das trifft auch auf die Haut zu, die so trocken wie möglich und ohne Cremes oder Kosmetika sein sollte. Die sogenannten Akren (Finger, Zehen, Nase und Ohren) werden in der Kälte schlecht durchblutet, kühlen wegen ihrer Geometrie schnell aus und sind dadurch besonders gefährdet. Deshalb tragen Patientinnen und Patienten in der Kammer Handschuhe, Socken, Schuhe, eine Unterhose sowie ein Stirnband und einen Mund-Nasen-Schutz. Die Augen sind dagegen durch eine Eröffnung von Blutgefäßen im Schädel besser durchblutet und dadurch geschützt.[80]

Durch den Mund-Nasen-Schutz wird die Atmung beim Einatmen etwas gedrosselt. Dadurch wird der Kaltreiz auf die Atemwege mit ihren feuchten Schleimhäuten weniger intensiv empfunden. Außerdem fängt der Mund-Nasen-Schutz etwas Feuchtigkeit bei der Ausatmung auf, sodass gerade beim Dauergebrauch der Kältekammer durch mehrere Personen die Luftfeuchtigkeit nicht so stark ansteigt, wie es sonst trotz technischer Luftentfeuchtung passieren könnte. Eine zu hohe Luftfeuchtigkeit erkennt man auch an einer Nebelbildung.

Schmuck, Brillen und andere metallische Gegenstände sollten Sie vor Betreten der Kammer ablegen. Sind Sie auch in der Kammer auf Ihre Brille angewiesen, sollten Sie sie jemandem mitgeben, der vor Ihnen in die Kammer geht. Dann kann sich die Brille abkühlen und beschlägt nicht. Piercings können Sie mit einem Pflaster schützen.

Es ist vorteilhaft, wenn Sie sich vor der erstmaligen Behandlung einen Durchgang in der Kältekammer vollständig ansehen können, um mit den Abläufen vertraut zu sein. Danach können Sie die Kammer dann stressfrei benutzen. Es gibt Ein-, Zwei- und Dreikammersysteme mit Vorkammern, sodass sich die Abläufe unterscheiden können.

Wenn Sie in der Kabine sind, sollten Sie langsam im Kreis laufen und hektische Bewegungen, besonders der Arme, vermeiden. Für viele ist es beruhigend zu wissen, dass das Personal die ganze Zeit über Sicht- und Sprachkontakt zu den Patienten und Patientinnen hält, wobei das Fenster technisch bedingt nicht beschlägt. Ständig werden Sie über die Zeitdauer des Aufenthalts informiert, bei Bedarf erfolgen weitere spezielle Hinweise, zum Beispiel zum bereits erwähnten Vermeiden übermäßiger Bewegungen. Es ist jederzeit – unabhängig vom Zeitpunkt des Betretens – möglich, die Kammer zu verlassen.

Meist werden drei Minuten als Obergrenze der Aufenthaltsdauer angegeben. Das Prozedere ist nicht einheitlich, manche beginnen mit einer Minute, auch um eine mögliche Angst zu reduzieren, und steigern dann auf drei Minuten, andere beginnen sofort mit drei Minuten. In der Regel brauchen Sie eine ärztliche Verordnung. Die Kostenübernahme sollten Sie vorher mit Ihrer Krankenkasse klären.

Da der Erfolg der Behandlung nicht an die Einzelanwendung gekoppelt ist, sondern von den Anpassungen innerhalb einer Serie abhängt, ist die Frage nach der Häufigkeit der Anwendung und dem Intervall von großer Bedeutung, aber noch nicht abschließend geklärt.

Zumindest unter Klinikbedingungen ist oft eine 8- bis 12-tägige Serie mit täglichen Behandlungen üblich. Beschrieben werden auch 2-mal tägliche Anwendungen bei Einhalten eines mehrstündigen Abstandes. Serien mit insgesamt über 20 Behandlungen werden ebenfalls propagiert. Auf diesem Feld besteht noch Forschungsbedarf, um die Empfehlungen zur Dosierung zu konkretisieren. Es hat sich aber die Erkenntnis durchgesetzt, dass beispielsweise in der Rheumatologie die Effekte einer Ganzkörperkältetherapie allein nur begrenzt wirksam sind, effektiver ist die Kombination mit physiotherapeutischen Maßnahmen in zeitlichem Zusammenhang.

Wie wirkt die Ganzkörperkältetherapie?

Eine ausführliche Übersicht zu den klinischen Folgen der Ganzkörperkältetherapie stammt von Dr. Rainer Stange aus dem Immanuel-Krankenhaus in Berlin, wo es seit vielen Jahren eine Kältekammer gibt und man dementsprechend umfangreiche Erfahrungen gesammelt hat.[81]

Zu den Wirkmechanismen der Ganzkörperkältetherapie gibt es bisher nur wenige Erkenntnisse, das meiste sind Spekulationen. Klar ist, dass die Temperaturregulation stark in Anspruch genommen wird und die Kaltrezeptoren maximal gereizt werden. Die Temperaturregulation dominiert aber – wie schon beschrieben – über viele andere Regulationskreise im Körper. So ist sie auch eng mit den Systemen verknüpft, die Entzündungsvorgänge regulieren. Indem die Kaltrezeptoren über Nervenfasern Impulse an das Rückenmark weiterleiten, kommt es vermutlich zu Querverschaltungen mit dem schmerzverarbeitenden System und Strukturen, die die Muskelspannung regulieren.
So können schmerzlindernde und die Muskeln entspannende Effekte erklärt werden. Außerdem können die Effekte zu einer Entzündungshemmung und damit

auch zu weniger Wasseransammlungen im Gewebe (weniger Ödeme) führen.[82]

Anwendungsgebiete der Kältekammer

Die Kältekammer wird bei unterschiedlichen Krankheiten empfohlen, ist aber bei weitem noch nicht so gut untersucht wie die Sauna. Daher werden sich bewährte Indikationen erst in den nächsten Jahren sicher etablieren.

Schmerzen bei Rheuma und anderen Erkrankungen

Zu rheumatischen Erkrankungen gibt es inzwischen etliche Untersuchungen im Zusammenhang mit der Ganzkörperkältetherapie. So wurden Kranke mit einem Morbus Bechterew (versteifender Wirbelsäulenrheumatismus) im Zusammenhang mit der Kältekammer und im Vergleich zu einer konventionell behandelten Gruppe sowie Gesunden untersucht. Außerdem erfolgte eine Nachuntersuchung drei Monate nach der Therapieserie.

Die mit Kälte Behandelten zeigten einen deutlichen Schmerzrückgang und eine bessere Beweglichkeit, Entzündungswerte im Blut fielen ab, was bei alleiniger Physiotherapie nicht der Fall war. Zusätzlich ließ sich der Medikamentenkonsum durch die schmerzlindernde Wirkung der Kälte deutlich reduzieren. In der Kontrollgruppe wurden dagegen mehr Medikamente gebraucht.[83]

Die Ganzkörperkältetherapie scheint aber auch bei Schmerzen anderer Ursache hilfreich zu sein. So kann sich der Erfahrung nach eine chronische Migräne bessern. Allerdings löst die Kälte im Einzelfall auch einen Kopfschmerz oder eine Migräne aus.

Depressionen

In einer Reihe von Studien wurde zumindest ein unmittelbar positiver Effekt einer Ganzkörperkältetherapie bei Depressionen beschrieben.[84] Leider fehlen bisher Untersuchungen zum Langzeiteffekt. Man vermutet eine Wirkung auf die Kontrolle von Entzündungsmechanismen, die bei manchen Erkrankten mit Depressionen eine Rolle spielen.[85] Das trifft aber keineswegs auf alle Betroffenen zu, sodass sowohl der langfristige Effekt als auch der Wirkmechanismus bisher nicht eindeutig geklärt sind.

Kälte in der Sportmedizin

In der Sportmedizin ist die Erholung von durch Sport gestresste Muskeln ein vieldiskutiertes Thema, das zu einer weiten Verbreitung der Ganzkörperkältetherapie in diesem Bereich geführt hat. Das mag auch daran liegen, dass der Profi-Sport über viel Geld verfügt, denn die Kosten für diese Therapie sind ziemlich hoch. So unterhält ein deutscher Spitzen-Fußballclub eine eigene Kältekammer. Dazu werden auch eigene wissenschaftliche Untersuchungen durchgeführt.

Bereits 2011 gelangte man zu dem Ergebnis, dass Muskeltraumen nach Belastungen im Vergleich zu anderen Behandlungen durch Kältetherapie gebessert werden können. Laborparameter im Blut, die für mögliche Muskelschäden sprechen, veränderten sich unter der Kältetherapie allerdings nicht.[86]

Ziele beim Einsatz im Sport sind zum Beispiel eine Verkürzung der Rehabilitationszeiten, außerdem eine Schmerzbehandlung und auch eine Leistungssteigerung. Das kann Schnelligkeit, Maximalkraft und Ausdauerleistung betreffen. Meist dauert eine Anwendung zwischen 2 und 2½ Minuten.

Die erreichbare Leistungssteigerung fällt bei weniger Trainierten höher aus als bei Durchtrainierten. Vielfach wird die Kältetherapie auch zur Vorbeugung von Muskelkater eingesetzt. Man geht davon aus, dass die positive Wirkung der Kälte für etwa drei Stunden besteht. Daher wird sie vor einer intensiven Trainingsbelastung angewandt. Ein Parameter für die Belastung und mögliche Muskelschäden ist das Enzym Kreatinkinase, dessen Konzentration sich ohne vorherige Kälte beim Training um 250 Prozent erhöhte, nach Kältetherapie dagegen nur um 13 Prozent. Möglicherweise spielen hier auch hormonelle Veränderungen wie eine erhöhte Testosteron-Ausschüttung bei Kälte eine Rolle.[87]

Auch wenn nur örtliche Behandlungen mit der Kältetherapie durchgeführt werden, kommt es offenbar zu vergleichbaren positiven Effekten an der Muskulatur.[88]

Hauterkrankungen

Es ist erwiesen, dass Kälte Entzündungsprozesse hemmen kann. So verwundert es nicht, dass offenbar insbesondere chronische Hauterkrankungen mit entzündlicher Komponente Besserungen unter der Kältetherapie zeigen. Dazu gehören die Neurodermitis und die Schuppenflechte (Psoriasis). Bei Letzterer kommt es oft zu Gelenkbeteiligungen, die einem entzündlichen Rheuma ähneln. Auch hier ist oftmals ein positiver Effekt der Kälte zu verzeichnen. Im Übrigen können sich kleine Gebilde an der Haut wie Fibrome in der Kälte lösen, was wohl auf eine örtliche, aber harmlose Erfrierung zurückzuführen ist. Insgesamt besteht aber auch bei dem Thema Hauterkrankungen und Ganzkörperkältetherapie noch ein erheblicher Forschungsbedarf.

Nebenwirkungen und Gegenanzeigen

Berichte über Nebenwirkungen sowie Komplikationen der Ganzkörperkältetherapie finden sich nur spärlich. Stange beschreibt nach 15 Jahren Erfahrung mit etwa 5000 Personen den sogenannten Kältebrand an erster Stelle. Er betrifft kleine Hautareale bei zu starker Abkühlung und tritt besonders bei zu langem Aufenthalt in der Kammer mit schnellen Bewegungen sowie bei zu hoher Luftfeuchtigkeit und vorgeschädigten Blutgefäßen auf. Das betrifft auch an Rheuma Erkrankte sowie solche mit anderen Autoimmunerkrankungen. Häufig betroffen sind die Ellenbogen. Typisch sind eine Rötung der Haut, Spannungsgefühl und Schmerzen – vergleichbar einem Sonnenbrand. Der Kältebrand bildet sich nach einigen Tagen Hautpflege und Therapiepause ohne Folgen zurück.[89]

Unter der Behandlung in der Kältekammer kommt es wegen der Engstellung der Blutgefäße oft zu einem deutlichen Blutdruckanstieg. Falls Sie Ruhe-Blutdruckwerte über 160 mmHg systolisch und 100 mmHg diastolisch haben, sollten Sie die Kältekammer nicht nutzen. Meiden sollten Sie die Kältekammer auch bei einem kürzlich zurückliegenden Herzinfarkt, schweren Herzrhythmusstörungen, einem Herzschrittmacher und fortgeschrittenen Durchblutungsstörungen sowie bei Polyneuropathie (wegen möglicherweise fehlendem Temperaturempfinden), Anfallsleiden wie Epilepsie und akuten Atemwegs- oder Harnwegserkrankungen. Auch in der Schwangerschaft ist es besser, auf die Kältekammer zu verzichten. Für Menschen mit Platzangst ist die Behandlung ebenfalls nicht geeignet.

Als eine absolute Gegenanzeige muss der Nachweis von Antikörpern im Blut gelten, die unter Kälte aktiv werden (Kälteagglutinine). Wenn Sie vermutlich an einer Kälteallergie leiden, sollte von ärztlicher Seite der Versuch eines gezielten Nachweises erfolgen, da diese Antikörper nicht zum Routine-Programm gehören. Bei »funktionellen« oder organisch bedingten Durchblutungsstörungen (»Raynaud-Symptomatik«) muss individuell entschieden werden. Tumorerkrankungen und Anfallsleiden gelten ebenfalls als Kontraindikationen. Auch Menschen mit einem Asthma bronchiale, bei denen die Kälte einen Asthma-Anfall auslösen kann, gehören nicht in die Kältekammer. Andere Asthmaformen geben insbesondere japanische Autoren dagegen sogar als Indikation für die Ganzkörperkältetherapie an, wobei der intensive Reiz auf das vegetative Nervensystem und die Ausschüttung von Stresshormonen für den Effekt entscheidend sein dürften.

»Kryosauna«

Inzwischen gibt es nicht nur die Kältekammer für den medizinischen Bereich, sondern auch eine kleinere Variante für Wellness oder auch zu Hause. Diese Form der Kälteanwendung, auch Kältesauna genannt, wurde in den 1990er-Jahren von Prof. Baranov aus St. Petersburg entwickelt. Derartige Anlagen findet man in Deutschland häufig in Beauty-Studios oder Wellness-Einrichtungen. In der

Regel muss man die Anwendung selbst bezahlen, Krankenkassen übernehmen die Kosten nur im Ausnahmefall. Meist kostet eine Anwendung von fünf Minuten zwischen 25 und 40 Euro.

Wenn Sie eine Anschaffung für zu Hause erwägen, sollten Sie die hohe Investition von meist über 20 000 Euro und die laufenden Kosten durch die Versorgung mit flüssigem Stickstoff bedenken, den man in der Regel noch benötigt.

Der manchmal gebrauchte Begriff Kryosauna ist leider sehr missverständlich. In der Regel handelt es sich eher um ein Fass mit Tür, bei dem der Kopf außerhalb der Kälte verbleibt. Es sei daran erinnert, dass die größte Dichte der Kaltrezeptoren im Gesichtsbereich zu finden ist. Hier würde ein Kaltreiz also besonders intensiv wirken. Auch der Temperaturreiz auf die oberen Atemwege kann intensive Reaktionen nach sich ziehen. Da der Kopf außerhalb der Kabine verbleibt, soll die Kälte verträglicher sein. Ob der Effekt derselbe ist wie bei der medizinisch genutzten Kältekammer, sei dahingestellt und ist nicht systematisch untersucht. Die Temperatur entspricht der bei der medizinischen Ganzkörperkältetherapie. In der Kabine sind Sie dann nur mit Badebekleidung, Schuhen, Handschuhen und eventuell Mütze bekleidet. Die Aufenthaltsdauer beträgt zwei bis maximal drei Minuten.

Die Indikationen ähneln denen der medizinischen Kältekammern. Dabei nimmt die Schmerzlinderung, zum Beispiel bei Gelenkbeschwerden, einen wichtigen Platz ein. Vor und nach Sport soll die Kälte zu einer schnelleren Regeneration beitragen. Die Leistungsfähigkeit soll sich verbessern. Beworben werden auch kosmetische Effekte wie Besserung einer Cellulitis, Hautstraffung sowie allgemein ein Anti-Aging. Außerdem soll die kleine Kältekammer bei Müdigkeit, Erschöpfung, Depressionen und mangelnder Libido helfen. Das Immunsystem werde gestärkt. Wissenschaftlich ist davon im Gegensatz zu den medizinischen Kältekammern kaum etwas geprüft.[90] Die Belastung von Herz und Kreislauf hält sich in Grenzen. Schaffen Sie einen 100-Meter-Lauf, sollten Sie auch die Kältekammer vertragen. Aber: Wer kann sich im etwas fortgeschrittenen Alter als Nicht-Sportler an seinen letzten 100-Meter-Lauf erinnern?

Bevor Sie eine Kältekammer besuchen, lassen Sie bitte eventuelle Gegenanzeigen ärztlich abklären. Dazu gehören Durchblutungsstörungen (zum Beispiel »Raucherbein« oder Verengungen der Herzkranzgefäße), eine kürzlich erfolgte Bypass-Operation, ein nicht ausreichend behandelter Bluthochdruck, Blasen- und Nierenerkrankungen sowie Leiden, die sich unter Kälte verschlechtern (zum Beispiel Kälteurtikaria). Die Anwendung im Leistungssport ist noch nicht abschließend geklärt. Muskelkater verschwindet nach der Kältetherapie zwar schneller, das Muskelwachstum beim Training erfolgt jedoch verlangsamt.

Wärme, Kälte und andere Therapien

Für die meisten Menschen sind Wärme und Kälte relativ unbedenkliche Anwendungen. Beachten Sie aber die möglichen Wechselwirkungen mit Medikamenten, die Sie einnehmen.

In den entwickelten Industriestaaten werden die Menschen immer älter, mit dem Alter kommen aber oft auch Krankheiten. Die dann nötigen Medikamente können zu Wechselwirkungen auch mit natürlichen Reizen wie Wärme und Kälte führen.[91] Daher sollten Sie immer auf die Beipackzettel achten und ärztlichen Rat einholen oder sich in der Apotheke beraten lassen. Nachfolgend sind einige Beispiele genannt. Fragen Sie sich immer auch, ob sich die Grundkrankheit, wegen der Sie Medikamente einnehmen, mit intensiven Warm- oder Kaltreizen verträgt.

So können Abführmittel oder Blutdruckmedikamente die Neigung zu Kreislaufstörungen beim Aufstehen, zum Beispiel in der Sauna, verstärken, weshalb Sie dann langsam aufstehen und die Abkühlungsmaßnahmen intensiv gestalten sollten. Bestimmte Mittel wie Atropin hemmen die Schweißproduktion, deshalb sollten Sie mit Wärme vorsichtiger sein. Sind Sie an Diabetes erkrankt und spritzen Insulin, sollten Sie das nicht unmittelbar vor der Sauna machen, weil es dann durch die bessere Durchblutung schneller aufgenommen werden und zur Unterzuckerung führen kann. Hochdosierte Schmerzmittel lassen Sie Warnzeichen wie einen Hitzeschmerz möglicherweise nicht rechtzeitig erkennen. Medikamentenpflaster sollten Sie im Zusammenhang mit der Sauna oder einer anderen intensiven Wärmeanwendung vor Beginn entfernen, denn die Reaktionen unter Wärme sind schlecht absehbar und das Pflaster könnte sich lösen. Nach der Wärmeanwendung kleben Sie in der Umkleide beim Anziehen ein neues Pflaster auf.

Wärme und künstliche Gelenke

Manche Ärztinnen und Ärzte raten Menschen mit künstlichem Gelenk, auf intensive Wärmeanwendungen wie die

Sauna zu verzichten, weil sich Metall in Wärme ausdehnen würde und sich dadurch ein Gelenk lockern könnte. Hier kann man ohne Bedenken Entwarnung geben: Die Temperaturerhöhung ist deutlich zu gering, um einen derartigen Effekt auszulösen. Man hat auch nicht über entsprechende Probleme bei Fieber berichtet, wo die Temperaturerhöhung deutlich höher ausfällt. Selbst in der Nacht im warmen Bett nehmen zumindest Gelenke, die weiter vom Körperstamm entfernt sind und sich durch die Ausdehnung des Körperkerns erwärmen, keinen Schaden (zum Beispiel Sprunggelenke)

Wunden

Offene Wunden, zum Beispiel Unterschenkelgeschwüre, sind eine Gegenanzeige für örtliche oder Ganzkörper-Wasseranwendungen sowie für die Sauna. Nach einer Operation werden heute zwar schon relativ zeitig wasserfeste Pflaster eingesetzt und die Teilnahme am Bewegungsbad oftmals erlaubt. Auf der sicheren Seite sind Sie aber, wenn Sie die Wundheilung abwarten.

Einige Medikamente können zu Wechselwirkungen mit Wärme- und Kältereizen führen. Lassen Sie sich vorab immer fachkundig beraten.

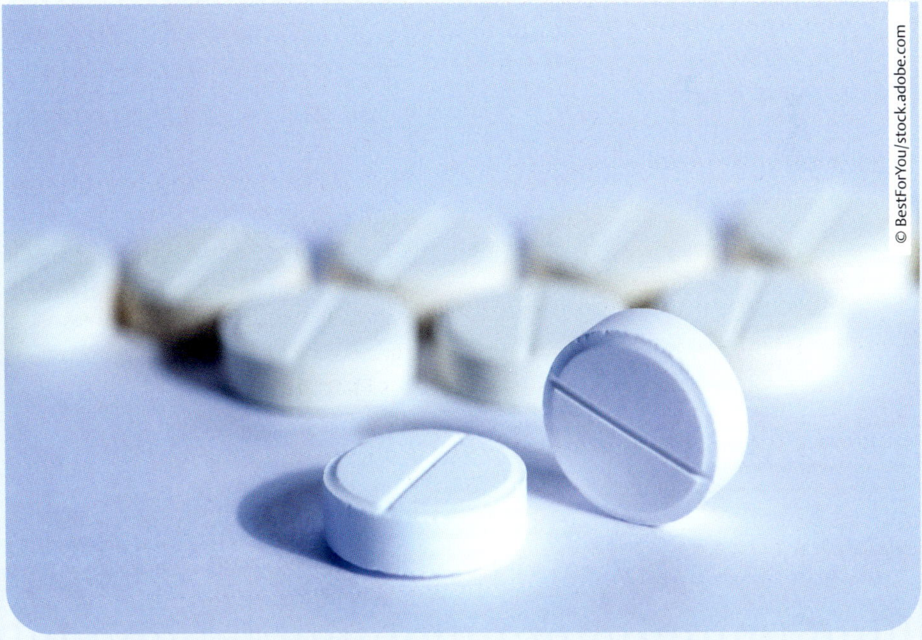

Quellenangaben

1 Benfield R D, Herman J, Katz V L, Wilson S P, Davis J M: Hydrotherapy in labor. Res. Nurs. Health 2001 Feb;24(1):57–67.

2 TV-Reportage: Heilende Kälte – Sollten wir öfter frieren? arte 14.1.23, 21:45 – 22:39.

3 TV-Reportage: Heilende Kälte, 2023.

4 Hof W, Kuen De Jong: Die Kraft der Kälte. Riva, 2016.

5 Cordes J C, Zeibig, B (Hrsg.): Physiotherapie. Hydrotherapie und Elektrotherapie. 2. Aufl. Volk und Gesundheit, 1984.

6 Gunga H C: Tödliche Hitze. Bastei Lübbe, 2023.

7 Aschoff J, Günther B, Kramer K: Energiehaushalt und Temperaturregulation. Urban & Schwarzenberg, 1971.

8 zitiert in: Bild der Wissenschaft 23.01.2014.

9 Michalsen A R, Ludtke M, Bühring G: Thermal hydrotherapy improves quality of life and hemodynamic function in patients with chronic heart failure. A. Heart J. 2003 Oct;146(4):E11.

10 Cordes 1984.

11 Krauß H: Hydrotherapie. Volk und Gesundheit, 1990.

12 Bachmann R M, Schleinkofer G M: Die Kneipp-Wassertherapie. Georg Thieme, 1992.

Gündling: Mit kaltem Wasser gegen Alterungsprozesse – »Anti-Aging« mit Hydrotherapie nach Kneipp. EHK 2019; 68: 22–28.

Cordes 1984; Krauß 1990.

13 Vyas S C, Mooventhan A, Manjunath N K: Effect of hot arm and foot bath on heart rate variability and blood pressure in healthy volunteers. J Complement Integr Med 17(1) 2019.

14 https://massageausbildung-bns.de/hot-stone-massage-wirkung (Stand: 12.01.2024)

15 Kräuchi K, Cajochen C, Werth E, Wirz-Justice A: Warm feet promote the rapid onset of sleep. Nature 1999; 401: 36–37. 60.

16 Rampp T: Wie Wasser heilt. Knaur, 2019.

17 Wunsch A, Matuschka K: Photomedicine and laser surgery 32 (2) 93–100, 2014.

18 Hamblin u. Mitarb. 2016, zit. in: Lew Lim: The Growing Evidence for Photobiomodulation as a Promising Treatment for Alzheimer's Disease. Journal of Bioscinces and Medicines, Vol.06 No.12(2018), Article ID:89418,11.

19 https://drbresser.de/behandlungsverfahren/wira (Stand: 12.01.2024)

20 Übersicht bei Stange R: Ganzkörperkälte – heute noch angemessene Form natürlicher Kältetherapie? zaenmagazin 3/22, 30–35.

21 Übersicht bei Stange 2022.

22 Pieper R A: Sauna – Entspannung und Gesundheit. Falken, 2002.

23 Pieper 2002.

24 de Boer H J, Lamxay V, Bjork L: Steam sauna and mother roasting in Lao PDR: practices and chemical constituents of essential oils of plant species used in postpartum recovery. BMC Complement Altern Med 2011; 11: 128.

25 Laukkanen T, Khan H, Zaccardi F, Laukkanen J A: Association between sauna bathing and fatal cardiovascular and all-cause mortality events. JAMA Intern Med 2015; 81–87.

26 Reader's Digest 01.2022, S. 19.

27 Brenke R: Die Sauna zur Prophylaxe und Therapie bei internistischen und allgemeinmedizinischen Erkrankungen. internistische praxis 58, 687–708 (2018).

28 Brenke R, Bühring M: Abhärtung durch Hydrotherapie? Z Allg Med 1997; 73: 18–23.

Brenke R: Effekte und Wirkmechanismen der so genannten Abhärtung. Schweiz Z Ganzheitsmed 2010; 22: 1–8.

Brenke R: Kneipp und klassische Naturheilverfahren: Abhärtung bei Infektanfälligkeit. EHK 2017; 66: 10–18.

29 Brenke R: Immunabwehr durch Abhärtung anregen. Naturarzt 11/2023, 8–13.

Conradi E, Brenke R, Philipp S: Häufigkeit respiratorischer Erkrankungen und sekretorisches Immunglobulin A im Speichel unter dem Einfluss regelmäßigen Saunabadens von Kindern. Phys Med Kur Med 1992; 2: 19–21.

Brenke 2010.

Einenkel D: Verbesserung des Gesundheitszustandes von Kindergartenkindern im Kreis Annaberg durch den regelmäßigen Besuch einer Betriebssauna. Z ärztl Fortb 1977; 71: 1069–1071.

Eisermann P: Langzeitstudie zum regelmäßigen Saunabaden einer Kindergruppe hinsichtlich thermischer Konditionierung. Med. Dissertation, Humboldt-Universität, Berlin 1985.

Ernst E, Wirz P, Pecho L: Wechselduschen und Sauna schützen vor Erkältung. Z Allg Med 1990; 66: 56–60.

Hartmann A: Die »Asiatische« Grippe 1957 – Die Sauna als Prophylaktikum. Hippokrates 1958; 29: 153–154.

Schaffranek L: Auswirkung der Sauna auf die Häufigkeit der Erkältungskrankheiten und die Arbeitsunfähigkeitsdauer. Int Sauna-Arch 1968; 6: 23–25.

30 Pilch W, Pokora I, Szygula Z, Palka T, Pilch P, Cison T, et al: Effect of a single finnish sauna session on white blood cell profile and cortisol levels in athletes and non-athletes. J Hum Kinet 2013; 39: 127–135.

31 Brenke 1997.

32 Brenke R: Alle Jahre wieder: Grippe-Impfung oder Saunabaden? Sauna & Bäderpraxis 2011.

33 Laurent H: Control of typhus fever in Finland during World War II. Vesalius 2009; 15:71.

34 Conradi E, Brenke R, Grune T, Grünberger P, Kästner A: Beeinflussung des Radikalstoffwechsels durch Sauna und kurzzeitige Abkühlung. Int Sauna-Arch 1994; 11: 55–59.

Brenke R, Siems W: Reduktion prooxidativer und Stärkung antioxidativer Prozesse – ein verbindendes Element der Kneipp'schen Therapie. Schweiz Z Ganzheitsmed 2013; 25: 41–50.

35 Kluger N: Sauna: cardiac and vascular benefits and risks. Presse Med 2011; 40: 895–899.

36 Brockow T, Conradi E, Ebenbichler G, Michalsen A, Resch K L: The Role of Mild Systemic Heat and Physical Activity on Endothelial Function in Patients with Increased Cardiovascular Risk: Results from a Systematic Review. Forsch Komplementmed 2011;18: 24–30.

37 Miyata M, Tei C: Waon therapy for cardiovascular disease: innovative therapy for the 21st century. Circ J 74 (2010):617–621.

38 Conradi E: Beitrag zum Anpassungsprozess des menschlichen Organismus an wiederholte thermische Belastungen. Med. Habil.-Schrift, Humboldt-Universität, 1980.

Winterfeld H J, Siewert H, Strangfeld D: Der Einsatz der Sauna zur Therapie und Prophylaxe der essentiellen Hypertonie im Stadium I und II unter besonderer Berücksichtigung der peripheren und zentralen Hämodynamik. Int Sauna-Arch 1986; 3: 37–46.

39 Winterfeld 1986.

Gayda M, Paillard F, Sosner P, Juneau M, Garzon M, Gonzalez M, et al: Effects of sauna alone and postexercise sauna baths on blood pressure and hemodynamic variables in patients with untreated hypertension. J Clin Hypertens (Greenwich) 2012; 14: 553–560.

Gayda M, Bosquet L, Paillard F, Garzon M, Sosner P, Juneau M, et al: Effects of sauna alone versus postexercise sauna baths on short-term heart rate variability in patients with untreated hypertension. J Cardiopulm Rehabil Prev 2012; 32: 147–154.

40 Sobajima M, Nozawa T, Shida T, Ohori T, Suzuki T, Matsuki A, Inoue H: Repeated sauna therapy attenuates ventricular remodeling after myocardial infarction in rats by increasing coronary vascularity of noninfarcted myocardium. Am J Physiol Heart Circ Physiol 2011; 301: H548–H554.

Sobajima M, Nozawa T, Ihori H, Shida T, Ohori T, Suzuki T, et al: Repeated sauna therapy improves myocardial perfusion in patients with chronically occluded coronary artery-related ischemia. Int J Cardiol 2013; 167: 237–243.

41 Basford J R, Oh J K, Allison T G, Sheffield C G, Manahan B G, Hodge D O, et al: Safety, acceptance, and physiologic effects of sauna bathing in people with chronic heart failure: a pilot report. Arch Phys Med Rehabil 2009; 90: 173–177.

42 Kihara T, Miyata M, Fukudome T, Ikeda Y, Shinsato T, Kubozono T, et al: Waon therapy improves the prognosis of patients with chronic heart failure. J Cardiol 2009; 53: 214–218.

43 Sobajima M, Nozawa T, Fukui Y, Ihori H, Ohori T, Fujii N, Inoue H: Waon therapy improves quality of life as well as cardiac function and exercise capacity in patients with chronic heart.

44 Tei C, Imamura T, Kinugawa K, Inoue T: Waon Therapy for Managing Chronic Heart Failure – Results From a Multicenter Prospective Randomized WAON-CHF Study. Circ J 2016; 80: 827–834 failure. Int Heart J 2015; 56: 203–208.

45 Haseba S, Sakakima H, Kubozono T, Nakao S, Ikeda S: Combined effects of repeated sauna therapy and exercise training on cardiac function and physical activity in patients with chronic heart failure. Disabil Rehabil 2016; 38: 409–415.

46 Adsett J, Morris N, Kuys S, Hwang R, Mullins R, Khatun M, et al: Aquatic Exercise Training is Effective in Maintaining Exercise Performance in Trained Heart Failure Patients: A Randomised Crossover Pilot Trial. Heart Lung Circ 2017; 26: 572–579.

47 Lee, E: Alterations to Cardiovascular Function from Sauna Bathing and Exercise and Sauna in Populations with Cardiovascular Risk Factors. Dissertation Jyväskylä 2023

48 McCarty M F, Barroso-Aranda J, Contreras F: Regular thermal therapy may promote insulin sensitivity while boosting expression of endothelial nitric oxide synthase-effects comparable to those of exercise training. Med Hypotheses 2009; 73: 103–105.

49 Huang P H, Chen J W, Lin C P, Chen Y H, Wang C H, Leu H B, Lin S J: Far infra-red therapy promotes ischemia-induced angiogenesis in diabetic mice and restores high glucose-suppressed endothelial progenitor cell functions. Cardiovasc Diabetol 2012; 11: 99.

50 Beever R: The effects of repeated thermal therapy on quality of life in patients with type II diabetes mellitus. J Altern Complement Med 2010; 16: 677–681.

51 Pilch W, Szygula Z, Klimek A T, Palka T, Cison T, Pilch P, Torii M: Changes in the lipid profile of blood serum in women taking sauna baths of various duration. Int J Occup Med Environ Health 2010; 23: 167–174.

52 Conradi E, Brenke R, Ossapofsky D, Ossapofsky A: Der Nierenkranke in der Sauna – Untersuchungen zum Einfluß wiederholten Saunabadens auf den Verlauf der chronischen Niereninsuffizienz. Int Sauna-Arch 1989; 6: 125–134.

53 Oosterveld F G, Rasker J J, Floors M, Landkroon R, van Rennes B, Zwijnenberg J et al: Infrared sauna in patients with rheumatoid arthritis and ankylosing spondylitis. A pilot study showing good tolerance, short-term improvement of pain and stiffness, and a trend towards long-term beneficial effects. Clin Rheumatol 2009; 28: 29–34.

54 French S D, Cameron M, Walker B F, Reggars J W, Esterman A J: Superficial heat or cold for low back pain. Cochrane Database Syst Rev 2006; (1):CD004750.

55 Schlevogt E: Rheumatische Erkrankungen und Sauna. Int Sauna-Arch 1959; 2: 45–49.

56 Dittmar F: Sauna und andere physikalische Maßnahmen in der Behandlung der Wirbelsäulen-Krankheiten. Int Sauna-Arch 1967; 5: 13–19.

57 Matej M, Zálešáková J: Die Anwendung von Saunabädern im Rahmen der komplexen Badekur bei chronischer Coxarthrose. Int Sauna-Arch 1989; 6: 55–60.

58 Krauß H. Die Sauna. Gesundheit, 5. Aufl., 1991.

59 Oosterveld 2009.

60 Conradi E, Brenke R, Grune T, Grünberger P, Kästner A: Beeinflussung des Radikalstoffwechsels durch Sauna und kurzzeitige Abkühlung. Int Sauna-Arch 1994; 11: 55–59.

61 Meffert H, Müller G M, Scherf H P: Milde Infrarot-A-Hyperthermie zur Behandlung von Erkrankungen des rheumatischen Formenkreises. Int Sauna-Arch 1993; 10: 125– 129.

62 Persiianova-Dubrova A L, Badalov N G: Thermal therapy for the management of cardiovascular pathology. Vopr Kurortol Fizioter Lech Fiz Kult 2013; 57–61.

63 Piso U, Küther G, Gutenbrunner C, Gehrke A: Analgetische Wirkungen der Sauna bei der Fibromyalgie. Phys Med Rehab Kuror 2001; 11: 94–99.

64 Matsumoto S, Shimodozono M, Etoh S, Miyata R, Kawahira K: Effects of thermal therapy combining sauna therapy and underwater exercise in patients with fibromyalgia. Complement Ther Clin Pract 2011; 17: 162–166.

65 Kanji G, Weatherall M, Peter R, Purdie G, Page R: Efficacy of regular sauna bathing for chronic tension-type headache: a randomized controlled study. J Altern Complement Med 2015; 21: 103–109.

66 Nurmikko T, Hietaharju A: Effect of exposure to sauna heat on neuropathic and rheumatoid pain. Pain 1992; 49: 43–51.

67 Isomäki H: The sauna and rheumatic diseases. Ann Clin Res 1988; 20: 271–275.

68 Lowry C A, Lightman S L, Nutt D J: That warm fuzzy feeling: brain serotonergic neurons and the regulation of emotion. J Psychopharmacol 2009; 23: 392–400.

69 Ross G H, Sternquist M C: Methamphetamine exposure and chronic illness in police officers: significant improvement with sauna-based detoxification therapy. Toxicol Ind Health 2010; 28: 758–768.

70 Hüter-Becker A: Physiotherapie – Band 13: Sportphysiotherapie. Thieme, 1997.

71 Brenke R: Die Sauna als Heilmittel. Die Naturheilkunde 2009; 2: 29–33.

72 Venho V: Untersuchungen und Beobachtungen an Säuglingen in der finnischen Sauna. Int Sauna-Arch 1958; 1: 77–84.

73 Jokinen E, Välimäki I, Antila K, Seppänen K, Tuominen J: Children in sauna: Cardiovascular Adjustment. Pediatrics 1990; 86: 282–288.

74 Rissmann A, Al-Karawi J, Jorch G: Infant's physiological response to short heat stress during sauna bath. Klin Padiatr 2002; 214: 132–135.

75 Radtke T, Poerschke D, Wilhelm M, Trachsel L D: Acute effects of Finnish sauna and cold-water immersion on haemodynamic variables and autonomic nervous system activity in patients with heart failure. Eur J Prev Cardiol 2016; 23: 593–601.

76 Übersicht von Ganter D und Feichter P 2019: https://www.netdoktor.de/therapien/kryotherapie (Stand: 12.01.2024)

77 Lewis, zitiert in Trnavsky G: Kryotherapie, Pflaum Verlag, 2. Aufl., 1986

78 Übersicht bei Knechtle B, Waskiewicz Z, Sousa CV, Hill L, Nikolaidis P: Cold Water Swimming—Benefits and Risks: A Narrative Review. Int. J. Environ. Res. Public Health 2020, 17, 8984; doi:10.3390/ijerph17238984.

79 TV-Reportage: Heilende Kälte, 2023

80 Lura D: Einfluss der Ganzkörperkälteanwendung auf die Wärmeregulation des ruhenden, aufrecht stehenden Menschen. Dissertation, Charité Universitätsmedizin Berlin, 2012

81 Stange 2022

82 Papenfuß W: Die Kraft aus der Kälte – Ganzkörperkältetherapie bei –110°C. Edition k, 2005, 159.

83 Straburzyńska-Lupa A, Kasprzak M P, Romanowski M W, Kwaśniewska A, Romanowski W, Iskra M, Rutkowski R: The Effect of Whole-Body Cryotherapy at Different Temperatures on Proinflammatory Cytokines, Oxidative Stress Parameters, and Disease Activity in Patients with Ankylosing Spondylitis. Oxid Med Cell Longev. 2018 Oct 3;2018:2157496. https://pubmed.ncbi.nlm.nih.gov/30402204 (Stand: 12.01.2024)

84 Übersicht bei Garcia C, Karri J, Zacharias N A, Abd-Elsayed A: Use of Cryotherapy for Managing Chronic Pain: An Evidence-Based Narrative. Pain Ther. 2021 Jun;10(1):81–100. https://www.ncbi.nlm.nih.gov/pmc/articles/PMC8119547 (Stand: 12.01.2024)

85 Straburzyńska-Lupa A 2018.

86 Pournot H, Bieuzen F, Louis J, Mounier R, Fillard J R, Barbiche E, Hausswirth C: Time-course of changes in inflammatory response after whole-body cryotherapy multi exposures following severe exercise. PLoS One. 2011;6(7):e22748. doi: 10.1371/journal.pone.0022748. Epub 2011 Jul 28. Erratum in: PLoS One. 2011;6(11). doi:10.1371/annotation/0adb3312-7d2b-459c-97f7-a09cfecf5881. Mounier, Rémi [added].

PMID: 21829501; PMCID: PMC3145670.

87 Wikipedia »Kryotherapie«

88 Azevedo K P, Bastos J A I, de Sousa Neto I V, Pastre C M, Durigan J L Q: Different Cryotherapy Modalities Demonstrate Similar Effects on Muscle Performance, Soreness, and Damage in Healthy Individuals and Athletes: A Systematic Review with Metanalysis. J Clin Med. 2022 Jul 30;11(15):4441. https://pubmed.ncbi.nlm.nih.gov/35956058 (Stand: 12.01.2024)

89 Stange 2022.

90 Uwe Lange, Gießen, zitiert in: Weisenburger L: »Bringt das was? Kältekammer« in Apotheken-Umschau B 7/22, S. 44–45.

91 ausführliche Darstellung: Fink-Reuter, C (Red.): Lightfaden Medikamente und Physiotherapie, Urban & Fischer, 1999.

92 https://www.tagesspiegel.de/wissen/kalte-totet-mehr-menschen-als-hitze-5454517.html (Stand: 12.01.2024)

93 Wissen & Staunen Nr. 3/23, S. 66.

94 Kräuchi 1999, Lowry 2009

95 zitiert in: Praetorius F: Überleben im (eis-)kalten Wasser: Nur von der Unterkühlungsdauer abhängig? FBCREATE 5527. 2004 Kreuzer-Abteilung des Deutschen Segler-Verbandes

Sachverzeichnis

Bibliografische Information der Deutschen Nationalbibliothek
Die Deutsche Nationalbibliothek verzeichnet diese Publikation in der Deutschen Nationalbibliografie; detaillierte bibliografische Daten sind im Internet über http://dnb.d-nb.de abrufbar.

Programmplanung: Katja Liese, Anja Bippus
Projektmanagement: Anja Bippus
Redaktion: Ursula Brunn-Steiner, Vaihingen/Enz
Bildredaktion: Marie Crämer
Covergestaltung: © Thieme
Layout: CYCLUS · Visuelle Kommunikation, Stuttgart

Bildnachweis:
Covermotiv und Bilder S. 3:
Sauna © orlio/stock.adobe.com,
Eis © rangizzz/stock.adobe.com
Autorenfoto: © Dr. med. Rainer Brenke
Inhalt: S. 4 © Alessandra Finding/stock.adobe.com, S. 5 © ville/stock.adobe.com,
S. 10 © Paylessimages/stock.adobe.com,
S. 26 © rh2010/stock.adobe.com,
S. 53 © Iryna Mylinska/stock.adobe.com,
S. 97 © titushkin/stock.adobe.com,
S. 121 © BestForYou/stock.adobe.com
Zeichnungen: Christine Lackner, Ittlingen

1. Auflage 2024

TRIAS Verlag in Georg Thieme Verlag KG
Rüdigerstraße 14, 70469 Stuttgart, Germany
www.trias-verlag.de

Printed in Germany

Satz: Reemers Publishing Services GmbH, Krefeld
Druck AZ Druck und Datentechnik GmbH, Kempten

Gedruckt auf chlorfrei gebleichtem Papier

ISBN 978-3-432-11792-8
eISBN (ePub) 978-3-432-11793-5

1 2 3 4 5 6

Wichtiger Hinweis: Wie jede Wissenschaft ist die Medizin ständigen Entwicklungen unterworfen. Forschung und klinische Erfahrung erweitern unsere Erkenntnisse. Ganz besonders gilt das für die Behandlung und die medikamentöse Therapie. Bei allen in diesem Werk erwähnten Dosierungen oder Applikationen, bei Rezepten und Übungsanleitungen, bei Empfehlungen und Tipps dürfen Sie darauf vertrauen: Autoren, Herausgeber und Verlag haben große Sorgfalt darauf verwandt, dass diese Angaben dem Wissensstand bei Fertigstellung des Werkes entsprechen. Rezepte werden gekocht und ausprobiert. Übungen und Übungsreihen haben sich in der Praxis erfolgreich bewährt.

Eine Garantie kann jedoch nicht übernommen werden. Eine Haftung des Autors, des Verlags oder seiner Beauftragten für Personen-, Sach- oder Vermögensschäden ist ausgeschlossen.

Marken, geschäftliche Bezeichnungen oder Handelsnamen werden nicht in jedem Fall besonders kenntlich gemacht. Aus dem Fehlen eines solchen Hinweises kann nicht geschlossen werden, dass es sich um einen freien Handelsnamen handelt.

Wo datenschutzrechtlich erforderlich, wurden die Namen und weitere Daten von Personen redaktionell verändert (Tarnnamen). Dies ist grundsätzlich der Fall bei Patient*innen, ihren Angehörigen und Freund*innen, z. T. auch bei weiteren Personen, die z. B. in die Behandlung von Patient*innen eingebunden sind.

Thieme Publikationen streben nach einer fachlich korrekten und unmissverständlichen Sprache. Dabei lehnt Thieme jeden Sprachgebrauch ab, der Menschen beleidigt oder diskriminiert, beispielsweise aufgrund einer Herkunft, Behinderung oder eines Geschlechts. Thieme wendet sich zudem gleichermaßen an Menschen jeder Geschlechtsidentität. Die Thieme Rechtschreibkonvention nennt Autor*innen mittlerweile konkrete Beispiele, wie sie alle Lesenden gleichberechtigt ansprechen können. Die Ansprache aller Menschen ist ausdrücklich auch dort intendiert, wo im Text (etwa aus Gründen der Leseleichtigkeit, des Text-Umfangs oder des situativen Stil-Empfindens) z. B. nur ein generisches Maskulinum verwendet wird.

MIX
Papier | Fördert gute Waldnutzung
FSC® C008457
FSC www.fsc.org

Unsere Umwelt ist uns wichtig!
Papier aus nachhaltigen und kontrollierten Quellen
Druck in Deutschland mit kurzen Lieferwegen
Druckereien mit hohen Ansprüchen an Ökologie

TRIAS, einer der führenden Ratgeberverlage im Bereich Gesundheit, gehört zur Thieme Gruppe, marktführender Anbieter medizinischer Fachinformationen und Services. Anspruch der Thieme Gruppe ist es, den im Gesundheitswesen tätigen Berufsgruppen sowie allen an Gesundheit Interessierten genau die Informationen und Angebote bereitzustellen, die sie in einer bestimmten Arbeitssituation oder Lebensphase benötigen. Durch die hohe Qualität und zielgruppenspezifische Relevanz der angebotenen Leistungen bereitet Thieme den Weg für eine bessere Medizin und mehr Gesundheit im Leben.

Thieme